암 치유
암, 4형제 잃고 나는 고쳤다

암 치유
암, 4형제 잃고 나는 고쳤다

박성운 지음 | 김태식(의학박사) 감수

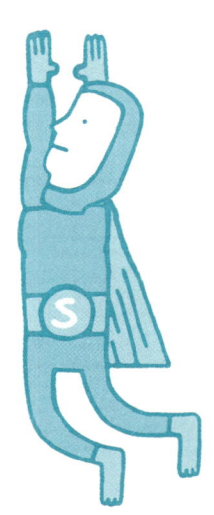

중앙생활사

| 감수사 |

암과 싸워낸 승전보

　　우리나라도 이제는 암 환자가 70만 명을 넘었고 전체 사망자의 25~30%가 암 환자일 정도로 암은 우리 생활 깊숙이 침투했습니다. 가족이 서너 명 있다면 그중 한 명은 암으로 떠나야 한다는 계산이 나옵니다. 통계는 정확한 과학이기 때문에 내가 그 속에 포함되느냐 안 되느냐만 다를 뿐 수치는 변함이 없습니다.

　의료인인 제가 볼 때도 이 수치는 앞으로 높아지면 높아졌지 낮아지지는 않습니다. 비록 완치율, 아니 5년 생존율이 높아졌다고는 하나 치료기술이 향상되었다기보다는 정기검진 강화, 조기진단이 더 크게 작용했다고 봅니다.

　최근 통계를 보면 5년 생존율이 55~60%라고 하는데 이는 진단, 치료 후 5년 더 살아 있을 확률입니다. 더구나 모든 암, 전체 병기(1~4기)를 대상으로 했기에 실제 임상에서 자주 보는 진행암 3, 4기나 흔히 접하는 간, 폐, 대장, 담도, 담낭, 췌장, 위장 등의 경우는 확률이 훨씬 낮다고 봐야 합니다.

　이 때문에 전 세계 의학계가 학문적·물질적 재원을 수없이 투자하여 암을 정복하려고 노력하지만 갈 길이 멀기만 합니다. 물론 현대의학이 눈부시게 발전하여 꾸준히 치료해 암이 완치되는 경우도 많지만 이는 200가지가 넘는 암에 일반적으로 나타나는 현상은 아닙니다.

흔한 감기도 아직 치료법이 없고 성인병이나 아토피 등 면역질환, 퇴행성질환 등도 해결하기 어려운데 인류의 생명을 앗아가는 원인 중 25~30%나 차지하는 암을 정복한다는 것 자체가 맞지 않는 얘기일 수도 있습니다.

임상에서 암이 발견되기까지는 적어도 10년 이상 걸리기에 암을 없애려는 노력과 더불어 만든 사람, 즉 암이 자라도록 체내·외에 조장한 환경도 꼭 개선해야 합니다. 여기에 면역을 포함한 자연치유력의 중요성이 있다고 생각합니다.

암은 다른 질병과 달리 생명과 직결되어 있고, 환자 본인뿐만 아니라 가족까지 엄청난 스트레스의 수렁에 빠지게 하며, 삶의 질을 떨어뜨리고, 심한 경우 육체적·정신적·영적으로 사람을 피폐하게 하는 질병이기 때문에 암 정복은 의학계의 영원한 숙제이자 화두입니다.

현실이 이러하기 때문에 시중에는 암을 다룬 서적이 넘쳐나서 정보의 홍수를 이루고 있습니다. 이런 때에 박성운 목사님께서 암 환우들뿐만 아니라 가족에게까지 큰 도움이 될 수 있는 책을 저술하시어 흔쾌히 사의를 표하는 바입니다.

이 책은 무엇보다도 내용이 추상적이거나 사변적이지 않습니다. 암으로 형제 넷을 먼저 보내면서 아무것도 해주지 못하고 그저 바라보기만 해야 했던 저자의 괴로움과 자괴감이 절절히 담긴 아픔과 눈물의 기록입니다. 급기야 본인까지 동양인으로는 드물다는 십이지장암으로 6개월 시한부 판정을 받고 사경을 헤매다 암과 싸워 이겨낸 승전보입니다.

자신이 직접 개발한 건강법을 스스로 실천하여 암을 이겨낸 기록이기 때문에 환우들이 현실감 있게 읽을 수 있고 독자들이 쉽게 공감할 수 있습니다. 임상적인 치료 통계치가 수립된 것은 아니기에 주관적이라고 볼 수도 있고 의학적 신뢰도가 떨어질 수도 있지만 암이 빨리 낫기를 바라는 저자의 마음이 책 구석구석에 배어 있습니다.

목사님께서 암과 싸우면서 직접 개발한 바이탈 에너지(생명에 필수적인 에너지 – 면역력, 자연치유력, 생명력) 건강법은 누구나 일상생활에서 돈 안 들이고 실천할 수 있는 간단한 요법입니다.

요약하면 웅덩이에 흙탕물이 고여 있는데 아무리 맑게 하려 해도 물이 흐려진 원인을 몰라서 그렇게 할 수 없을 때 흙탕물은 그대로 두고 계속해서 맑은 물을 공급하면 어느 순간 웅덩이 물이 맑아지는 원리와 같습니다. 우리의 건강과 생명이 바이탈 에너지와 질병 에너지의 싸움에서 결정 난다고 보면, 이 싸움에서 전자가 이기면 질병을 이기고 후자가 이기면 건강이 사라집니다. 질병 에너지를 이겨낼 수 있는 방법이 곧 바이탈 에너지 건강법으로, 일종의 보완대체요법의 하나로 보면 됩니다.

이 책에는 다른 암 관련 서적과 다른 독특한 점이 두 가지 있습니다. 하나는 목사님께서 30여 년 동안 목회 현장에서 체험하고 연구하신 꿈의 세계를 통한 '감추어진 내면세계의 소리'를 들을 수 있는 방법입니다. 또 하나는 물질적인 에너지뿐 아니라 정신적·영적인 분야까지 에너지로 보고 그 에너지를 활용할 수 있는 방법을 개발한 '퀀텀 에너지 요법'입니다.

암 환자들에게 심리요법을 적용하면서 '마음을 비우라, 마음을 내려놓으라'는 말을 자주 하지만 이것이 말처럼 쉽지 않습니다. 마지막 순간까지 마음을 비우지 못하고 부질없는 것에 매달려 몸부림치는 환자들을 보면 안타까울 때가 한두 번이 아닙니다.

심리학자 융은 '무의식의 신'이라는 이론을 주장했습니다. 무의식이 신이라는 의미가 아니라 신은 무의식의 세계를 통하여 우리에게 작용하신다는 뜻으로, 무의식의 세계가 곧 꿈의 세계라고 합니다. 생명이 경각에 달려 있는 중환자들의 꿈을 분석해보면 병의 결과가 꿈에 암시되어 있다는 겁니다.

사람은 영물이기 때문에 자신에게 다가올 변고를 얼마든지 감지할 수 있는데 그 안테나가 꿈의 세계입니다. 따라서 녹슬고 오염된 안테나만 복구하면 미래를 얼마든지 예지할 수 있고 미래를 예지하게 되면 거짓말처럼 마음을 가볍게 내려놓을 수 있습니다. 갈 때가 되었는데 가지 않으려고 몸부림치는 것은 억지 중에 억지이며 역리 중에 역리입니다. 가야 할 날이 다가왔음을 감지하고 미리 대비하는 모습은 숭고해보이기까지 합니다.

세계보건기구(WHO)에서도 사람의 건강을 정의할 때 육체적·정신적·사회 환경적인 세계뿐만 아니라 영적인 영역까지 포함시킵니다. 유엔이 인정한 영의 세계를 자신의 잣대로 부인하는 분은 어쩔 수 없습니다. 정신만으로 해결되지 않는 세계가 충분히 그리고 분명히 존재합니다.

그런데 중요한 사실은 영의 세계는 인간의 영역이 아니라 신(神, GOD, 절대자, 창조주)의 영역이라는 점입니다. 내 육체와 정신은 내 영역이지만 영은 아무리 내 영이라 할지라도 신만이 주재하십니다. 그러므로 영적으로 건강하려면 영의 주관자인 신과의 관계가 건강해야 합니다. 그게 어떻게 가능할까요? 이 책에서는 그 방법을 안내하고 있으며 결과도 증언하고 있습니다. 이 영적 에너지를 인정하고 체험하고 건강과 생명에 활용하려는 방법이 퀀텀 에너지 요법입니다.

제가 1996년부터 암 환자(그것도 난치성 진행암)만 상대하면서 경험한 결과 영적으로 건강한 환자, 절대자 앞에 순복한 환자, 오늘 죽어도 괜찮다는 환자는 극히 적었지만 그들의 얼굴은 죽음 앞에서도 평온 그 자체였는데 이는 영적으로 건강하기 때문입니다.

오늘도 절망과 낙담 속에서 암과 씨름하는 환우 여러분과 가족에게 이 책이 희망과 승리의 메시지가 될 수 있기를 바라며 다시 한 번 출간을 축하드립니다. 구하면 주시고 찾으면 얻고 두드리면 열린다는 말씀이 환우 여러분에게 꼭 이루어지기를 진심으로 기원합니다.

안양샘병원 통합의학 암센터 소장 김태식

| 머리말 |

책을 쓰게 된 동기

10여 년 전 위암과 동양인에게는 잘 발병하지 않는다는 십이지장암에 걸려 수술을 받았습니다. 저만 암에 걸린 것이 아니라 형제자매 넷을 암으로 잃었습니다. 가족을 잃은 슬픔이 가시기도 전에 제가 그들과 같은 운명이 된 것입니다.

모든 암 환자가 그렇듯이 항암치료를 해야 한다는 진단을 받았습니다. 그러나 항암치료를 받아 암이 치료된 경우는 없지 않습니까? 왜 하필이면 제게 이런 불행한 일이 연거푸 일어날까 하는 생각에 하나님이 원망스럽기까지 했습니다.

형제자매들을 앗아가고 저까지 괴롭히는 암과 죽기 살기로 싸워보겠다는 오기가 생겨 항암치료를 포기하고 퇴원했습니다. 만류하던 의사가 정 그렇다면 퇴원해서 복용하라고 처방전을 주었는데 그것도 쓰레기통에 던졌습니다. 건강보험도 안 되던 때라 약값만 해도 수십만 원이었습니다. 그리고 그날부터 암과 끈질긴 투쟁을 시작했습니다. 퇴원한 날부터 암이 사라져 흔적조차 없어진 그날까지 저는 병원에 한 번도 가지 않았습니다.

지금 생각하면 어디서 그런 용기가 났는지 신기할 정도입니다. 의사는 잘해야 6개월에서 1년 더 살 수 있다고 말했다고 나중에 아내가 그러더군요. 그러나 저는 이겨냈고 지금까지 감기 한 번 걸리지 않고 건강하게 살고 있습니다. 설악산 대청봉과 한라산 백록담을 맨발로 오를 정도로 건강합니다.

암과 투병하는 환우 여러분! 제가 해냈다면 여러분도 할 수 있습니다. 등산할 때 가이드의 안내를 따르면 혼자 하는 것보다 힘이 훨씬 덜 들고 가볍게 할 수 있습니다. 처음 가보는 길도 앞서 간 사람의 뒤를 따라가면 수월합니다. 세상에는 암으로 죽은 사람도 많지만 암을 이겨낸 사람도 많습니다. 저는 의사도 아니고 약사도 아니지만 지난 10년 동안 암과 싸웠습니다.

저는 목사입니다. 목사이기에 암으로 죽어가는 사람들을 많이 지켜보았고, 가족과 슬픔을 함께하면서 도대체 어떻게 해야 이 무서운 병에서 벗어날 수 있을까 수없이 고민했습니다. 수많은 책을 닥치는 대로 읽었지만 죽어가는 환우들을 지켜보면서 아무 도움도 주지 못해 안타까웠습니다.

긴 세월을 몸부림하다가 환우들에게서 특이한 공통점을 발견하게 되었고 그것을 없애니 다들 회복되는 사례를 확인하게 되었습니다. 이제 이 사실을 세상에 알릴 때가 되었다는 자신감이 생겨 책을 쓰게 되었습니다.

　암과 투병하는 환우 여러분! 이 책의 내용은 이해하기가 어렵지 않습니다. 웬 정신 나간 사람이 헛소리를 하는가 하겠지만 그래도 한번 해보십시오. 병은 한 가지고 약은 백 가지라는 속담처럼 지금 이 순간에도 환우들을 우롱하고 현혹하는 백 가지 방법이 난무하고 있습니다. 물에 빠져 지푸라기라도 잡는 심정으로 몸부림하는 환우들과 가족을 괴롭히며 자신들의 탐욕을 채우려는 불한당 같은 사람들이 발호하는 것이 현실입니다.

　그러나 이 책의 내용을 보면 돈 드는 것이 하나도 없습니다. 하나님이 주신 대로 그냥 그렇게 살면 됩니다. 너무 쉬워서 어처구니가 없을 정도입니다. 본래 하나님의 은혜는 쉽고 간단하여 누구나 누릴 수 있습니다.

　건강은 건강할 때 지키라는 말이 있습니다. 암으로 투병하는 환우뿐 아니라 건강 문제로 고민하는 분들도 이 책을 참고하면 도움이 많이 될 것입니다. 암보다 더한 병이라면 모르지만 암을 이겨낸 비법인데 어떤 병인들 이겨내지 못하겠습니까?

　이 책에는 학술적·의학적 내용이나 술어는 전혀 들어 있지 않습니다. 저는 그런 것을 전혀 모르기 때문입니다. 사랑방 이야기처럼 부담 없이 편하게 기록하려고 노력했고 문장도 최대한 단순하고 간결하게 하여 읽기 쉽도록 했습니다. 한글을 깨우친 사람이면 누구나 부담 없이 읽을 수 있고 이해할 수 있는 내용입니다.

막연하고 추상적이거나 이론적이고 사변적인 내용이 전혀 없습니다. 제가 체험하고 체득한 글이자 투병기입니다. 그래서 누구나 마음만 먹으면 얼마든지 시도해볼 수 있는 내용이 들어 있습니다.

이 책을 읽고 건강하신 분들은 평생 건강을 지켜나가고 병고에 시달리는 환우 여러분은 꼭 건강을 회복할 수 있기를 간절한 마음으로 기원합니다.

박성운 목사

| 차 례 |

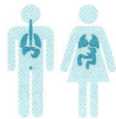

감수사 암과 싸워 이겨낸 승전보 4
머리말 책을 쓰게 된 동기 10

___01 형제 넷이 암으로 스러지다

큰누나를 암으로 보내다 20 | 동생 둘을 간암으로 잃다 21 | 작은 누나마저 암으로 떠나보내다 25

___02 이번에는 내 차례란 말인가

한 집안에서 다섯 번째 암 환자 29 | 항암치료를 할 것인가, 안 할 것인가 31 | 1%의 미련도 버려야 한다 33 | 제3의 길 33

___03 암 투병, 길 없는 길을 찾아서

절로 숨막히는 중환자실 35 | 너무나 막막한 투병 시작 38 | 씨 맺는 열매 39 | 청혈요법 40 | 물 41 | 수맥파의 영향 42 | 기쁨과 웃음이 넘치는 생활 42 | 현실과 상상력이 충돌하면 어느 쪽이 이길까 44 | 기도, 염원, 발원, 심리요법 46

___04 암 다스리기

암에 대한 자세 정립 48 | 암세포를 사랑해야 50 | 암세포를 사랑하는 순서 52 | 암세포를 사랑하는 방법 53 | 암세포를 사랑하는 단계 55 | 암 다스리기 55 | 암 투병의 효과 58

___05 4청 5정 바이탈 에너지 건강법

바이탈 에너지 건강법이란 59 | 바이탈 에너지란 무엇인가 60 | 바이탈 에너지 측정 61 | 바이탈 에너지 강화 방법 62 | 병이 먼저 오고 증상은 나중에 나타난다 64 | 암이 나를 살렸다 66

___06 사람은 병에 걸리지 않도록 창조되었다

어느 것이 기적일까 67 | 사람은 병들어 죽게 되어 있지 않다 68

07 피가 생명의 근원이다

피는 생명의 근원 81

08 생명의 원천 물

물들은 모든 생물을 번성(건강)하게 하라 84 | 물을 많이 사용하는 가정과 적게 사용하는 가정 87 | 어떤 물을 마셔야 하나 88 | 사람에게 가장 좋은 물은 샘물 89 | 생수를 하루에 얼마만큼 마셔야 하나 90 | 물 마시는 방법 91 | 물만 먹여서 3,000명이 넘는 환자를 치료한 의사 92 | 병을 치료하는 샘물 94

09 천일염의 신비로운 비밀

천일염은 보물 덩어리 96 | 왜 심장에는 암이 거의 발병하지 않나 100 | 심장의 다른 이름 염통 101 | 신선한 혈액을 가장 많이 공급해주는 장기 102 | 심장과 똑같은 조건에서 암세포를 배양한다면 103

10 4청이란 무엇인가

장청(腸淸) 105 | 혈청(血淸) 110 | 심청(心淸) 112 | 영청(靈淸) 114

11 5정이란 무엇인가

정식(正食) 118 | 정소(正所) 143 | 정심(正心) 152 | 정동(正動) 168 |
정신(正信) 174

12 몸과 마음의 상관관계

몸과 마음의 상관관계는 무엇인가 184 | 암세포의 특이한 공통점 186 |
잠자고 있는 유전자를 깨어나게 하는 비법 187 | 마음이 사람을 살리기도 하고 죽이기도 한다 192 | 로고테라피 196 | 생명의 의미 199 |
희망의 상상력, 생명의 열쇠 199 | 내가 체험한 아우슈비츠 수용소 200 |
기적의 씨앗이 마음인가 몸인가 203

13 반지요법

모든 광물은 에너지를 방사한다 205 | 반지는 아무 손가락에나 끼면 안 된다 206 | 금은 왜 보석의 기준인가 208 | 다이아몬드의 신비한 마력 208 | 신체 에너지에 반응하는 광물 에너지 209

14 기도의 과학

과학으로 입증된 기도의 힘 213 | 기도하기 전에 마음을 청결하게 214 |
네 믿음대로 돼라 216 | 생각과 말의 법칙 218 | 기도는 힘이 가장 강력한 말 221

15 생명력의 기적

신비로운 생명의 세계 223 | 모든 생명체는 신비하다 224 | 생명체는 생명력에 반응한다 226 | 강한 생명력은 다른 생명체를 살린다 228

16 꿈과 건강

무의식의 세계는 병의 결과를 알고 있다 232 | 꿈으로 병의 결과를 알 수 있는 방법 233 | 777-7777 234 | 화려한 꽃길 속의 황금 마차 235 | 죽음 다음의 세계 236

17 영 능력 치유

유일한 영적 존재 사람 239 | 영적으로 사는 사람 243 | 영 능력 치료 245 | 영 능력 치료란 무엇인가 246 | 영 능력 치료 대상 248 | 영 능력 치료 방법 249

18 수맥파와 건강

암의 원인과 대책 251 | 암 조기 발견의 의문점 254 | 암 치료율의 문제점 255 | 바이탈 에너지 건강법에서 본 암 환자의 공통점 256 | 증상으로 알 수 있는 수맥파 진단 261

19 콴텀 에너지 요법

콴텀 에너지란 264 | 콴텀 에너지 요법 265 | 콴텀 에너지 요법 체험 266 | 콴텀 에너지 요법과 온열요법 268 | 콴텀 에너지 요법과 기적의 수면 캡슐 269 | 콴텀 에너지 요법과 아토피 269 | 콴텀 에너지 요법과 불면증 271 | 콴텀 에너지 요법과 암 투병 271

20 결론적 정리

마무리 273 | 엠엘 법칙의 기도법 274 | 세 가지 상상력 275 | 과학적인 기도 방법 284 | 결론 285

01

형제 넷이 암으로 스러지다

STOMACH

큰누나를 암으로 보내다

햇살이 유난히도 화사하던 어느 봄날, 어지간히 억척스럽게 살던 큰누나는 어린 아들 사형제와 매형을 남겨두고 홀연히 떠나갔습니다. 처녀 때는 그렇게도 고왔던 얼굴이 사형제를 키우느라 힘들기도 했겠지만 몹쓸 병인 위암과 싸우느라 그야말로 안타깝고 애처로운 모습이 되어 갔습니다.

처음 누나가 암 진단을 받았을 때는 설마 했는데 수술하고 항암치료를 하면서부터 정말로 암 환자가 되어갔습니다. 서울에 있는 큰 병원에 가봐야겠다고 올라오기 전날까지 들에 나가 일할 정도로 열심히 살았는데….

사람이 떠나간 자리만큼 허망한 자리가 또 있을까요? 좋다는 약은 다 써보고 할 수 있는 방법은 다 해보았지만 속수무책이었습니다. 어차피 갈 거라면 차라리 고통스러운 항암치료나 받지 않았으면 좋았을 거라는 부질없는 생각도 했습니다.

암은 환자에게도 그렇지만 가족까지 고통을 참아내야 하는 참으로 저주스러운 질병입니다. 다른 병은 수술하면 회복된다든지 장기이식을 하면 건강을 되찾는다든지 하는 희망이 있지만 암은 답을 정해놓고 문제를 풀어가는 수학 공식과 같기 때문에 환자나 가족이나 입이 바싹바싹 마릅니다.

가신 분은 어쩔 수 없지만 남은 가족은 살아야 하니 다들 생활 터전으로 돌아가고 빈집에 매형만 덩그러니 남았습니다. 한 사람의 빈자리가 이렇게 클 줄은 미처 몰랐습니다. 매형은 그 후 25년이 다 되도록 누나와 함께 살던 그 집을 홀로 지키고 계십니다.

동생 둘을 간암으로 잃다

무심한 게 세월이라고 시간이 흐르니까 점점 잊게 되고 서로 안정을 찾아갈 무렵 작은집 여동생이 입원했다는 소식을 듣고 순간 머리끝이 쭈뼛해지는 느낌이 들었습니다. 자라 보고 놀란 가슴 솥뚜껑 보고 놀란다더니 건강하던 동생이 갑자기 입원했다고 하니까 '설마 너도' 하는 불길한 생각이 머리를 스친 겁니다.

입원한 날부터 계속 여러 가지 검사만 했지 속 시원한 말은 들을 수 없었습니다. 일주일 정도 지났을까 의사를 만나고 나온 매제의 얼굴이 굳을 대로 굳어 있었습니다. 간암 말기이고 현재로는 아무것도 할 수 없다는 겁니다. 어떻게 이렇게 까맣게 모를 수 있느냐고 했더니 드물지만 그런 경우가 가끔 있다고 했습니다.

아이 삼남매가 아직 어린데 이런 청천병력 같은 일이 어디 있단 말입니까? 누나는 수술도 하고 항암치료도 했는데 동생은 아무것도 못한단 말인가! 아버지 형제가 작은아버지와 두 분뿐이기 때문에 사촌이지만 친형제나 다름없이 살았는데 왜 이런 일이 우리 집안에서 연이어 벌어지는지 참으로 기가 막혔습니다. 가족의 얼굴이 굳어지고 말수가 적어지자 동생도 어느 정도 눈치를 챈 것 같았습니다.

아무도 이야기해주지 않으니까 동생이 의사에게 직접 물어보았는데 그때만 해도 의사가 본인에게 이야기를 잘 안 해주었습니다. 지금은 환자의 알 권리라고 해서 의사가 모든 상황을 이야기해주지만 20여 년 전에는 가족에게만 말해주었습니다.

의사도 말을 안 해주고 남편도 확실하게 이야기를 안 하고 우물쭈물하니까 눈치를 챌 수밖에 없지요. 그때부터 동생은 간 수치가 급속도로 달라졌습니다. 초중고에 다니는 삼남매는 학교가 끝나면 병원으로 와서 "엄마, 언제 퇴원해?" 하고 물으니 세상에 이런 비통한 일이 어디 있겠습니까? "응, 엄마 곧 퇴원할 거야." 이렇게 말하는 동생이나 그 말을 옆에서 듣는 형제들은 안타깝기만 했습니다.

병은 한 가지고 약은 백 가지라고 여기저기서 이게 좋다, 저게 좋다 하며 별별 민간요법, 대체의학을 이야기했지만 그게 얼마나 효험이 있겠습니까?

복수가 차면 뽑아내고 차면 또 뽑아내는 일을 몇 번 반복하자 의사는 간성혼수가 올 수 있으니 가족은 항상 가까이에 있으라고 했습니다. 혼수상태가 뇌에서만 오는 것이 아니라 간 기능이 급격히 떨어져도 일어나는데 그런 수준이라고 했습니다. 우리는 할 수 없이 마음을 정리했습니다.

혼수상태가 되면 아무 말도 할 수 없고 알아들을 수도 없으니 혼수상태가 오기 전에 아이들이랑 형제들이 마지막 인사라도 나누자고 했지만 아무도 그렇게 하지 못했습니다. 하지 못한 게 아니고 차마 그렇게 할 수 없었습니다.

오히려 동생은 저더러 "오빠, 걱정하지 마. 괜찮을 거야" 하며 위로했습니다. 그때는 정말 괜찮을 것 같기도 했습니다. 괜찮았다면 얼마나 좋았을까요. 동생은 얼마 되지 않아 혼수상태에 빠져 말 한마디도 못하고 알아듣지도 못하더니 영원히 깨어나지 못했습니다.

암은 한 가족을 비극으로 몰고 가는 몹쓸 병입니다. 동생이 가면 그것으로 끝나는 것이 아니어서 아이들이 자라서 출가할 때까지 슬픔이 이어졌습니다. 아이들 결혼식을 할 때마다 축하하기보다는 엄마 없이 결혼하는 조카들이 걸려서 무겁고 어두운 마음이 더 컸으니까요.

작은집 남동생은 누나가 간 뒤로 술을 많이 마셨습니다. 거의 매일 술을 마신 것 같습니다. 주변에서 술을 너무 많이 마신다고 걱정하는 소리가 들려오기도 했습니다. 한번은 "누나도 간이 안 좋았는데 술을 너무 많이 마시는 것 아니니?" 하고 걱정했더니 동생은 "아이고, 형님. 끄떡없어요. 아무리 마셔도 근무하는 데 지장이 없는데요, 뭘" 하고 안심시켰습니다.

감기 한 번 안 걸리고 건강하며 누구보다 술이 세니까 아무 이상 없이 나름대로 잘 지냈습니다. 그런데 언젠가 등산을 다녀오더니 자일을 무리하게 타서 그런지 어깨가 뻐근한 게 오래간다면서 병원에 가봐야겠다고 했습니다.

어느 토요일, 동생이 시간을 내어 동네 병원에 갔는데 병원에서는 이것저것 검사해보더니 빨리 큰 병원에 가서 종합검사를 받아보라고 했습니다. 뭔가 마음에 걸리는 것이 있어 다음 날 일요일에도 진료하는 병원을 찾아 청량리 위생병원에 갔더니 빨리 입원해서 검사를 받아야 한다고 급한 소리를 했습니다. 술을 많이 마시더니 설마 이 동생까지? 아니나 다를까, 이 동생도 간암 말기였습니다.

여러분은 이런 경험을 해본 적이 있습니까? 누나와 여동생을 암으로 보낸 지 얼마 안 되었는데 또 다른 동생이 말기 간암에 걸리는 이런 경험을 말입니다. 정신이 혼미해졌습니다. "이놈아, 애들이 아직 어린데 이게 무슨 꼴이냐." 나무라 본들 무슨 소용이 있겠습니까? 간암 말기는 일단 진단받으면 얼마 못 간다고 하더라고요. 여동생 때 그걸 다 지켜보았으니 집안에 비상이 걸렸지요. 이 녀석이 작은집의 기둥이었는데 앞날이 캄캄했습니다. 어린 조카들은 어떻게 하며 제수씨는 어떻게 이겨나갈까?

정신없이 요양원으로, 병원으로 왔다 갔다 하는 사이 동생의 병세는 급전직하했습니다. 손을 잡고 아무 말도 하지 못하자 동생은 "형님, 쉰 살 살았으면 살 만큼 산 것이니 너무 슬퍼하지 마세요" 하더군요. 그렇게 이 녀석은 치료 한 번 제대로 받아보지 못하고 갔습니다.

동생이 가고 나니까 집안의 구심점이 없어져버린 듯했고 썰렁해진 분위기는 추스르기 어려웠습니다. 명절이 돌아와도 집안 분위기는 썰렁하기만 했습니다. 인생은 이렇게 허무하게 스러져가는 것이구나 하는 생각만 들었습니다.

작은누나마저 암으로 떠나보내다

남은 형제들은 앞서간 형제들을 생각하며 건강에 관심을 갖기 시작했고 형제들이 1년에 한두 번씩 종합검진을 받았습니다. 무사히 몇 년이 흘러가는가 싶었는데 목포에 사는 누나에게서 연락이 왔습니다. 종합검진을 받았는데 위에서 무슨 혹이 발견됐다는 겁니다.

이게 또 무슨 소리인가 싶어 한달음에 비행기를 타고 목포 비행장에 도착해 병원으로 달려갔습니다. 담당 의사가 "참으로 다행입니다. 아주 초기에 발견되어 항암치료를 하지 않아도 될 만큼 좋은 상태입니다"라고 했습니다. 건강검진을 받다가 초기에 발견되어 천만다행이라는 겁니다. 의사 말마따나 그야말로 천만다행이었습니다.

형편이 어려운 집안에 시집가 신장 투석을 하며 7년이나 투병한 매형 뒷바라지를 다하면서 세월을 보냈고, 아들 삼형제가 대학을 마치고 결혼까지 하여 이제 조금 숨을 돌릴 만한데 암이라니 얼마나 기가 막히는 일이었겠습니까?

수술을 무사히 마친 뒤 항암치료도 하지 않고 퇴원하여 건강하게 몇 년을 잘 지냈습니다. 참으로 감사할 일이었습니다. 그런데 가끔 집에 오면 뼈마디가 쑤시고 아프다는 말을 했습니다. 그때마다 어머니는 환갑도 안 된 것이 무슨 소리냐고 일축하셨습니다.

너무 자주 똑같은 통증을 호소하니까 조카들이 병원에 모시고 갔는데 이 무슨 기가 막힌 일입니까? 상태가 좋아서 항암치료도 하지 않고 퇴원해 5년이 다 되어가는데 암세포가 뼈로 전이되어 뼈가 암세포 천지라는 겁니다.

어떻게 손쓸 시간이 없었습니다. 조카에게 엄마를 모시고 올라오라고 했습니다. 아무래도 목포보다는 서울이 더 낫지 않을까 하는 생각에서였습니다. 그날부터 국립암센터에 다니며 한 달에 두 번씩 항암치료를 받았습니다. 암 환자는 암으로 죽지 않고 암에 대한 공포와 항암제 후유증으로 죽어간다는 말이 있듯이 누나는 그때부터 완전히 딴사람이 되었습니다.

　항암치료를 받고 돌아오면 완전히 파김치가 되어 숟가락을 놔버렸습니다. 목구멍이 아프지 않으면 밥을 억지로라도 넘겨야지 어머니보다 먼저 가려고 그러느냐며 역정을 내도 방법이 없었습니다. 그러다 조금 회복되면 또 항암치료를 받으러 갔습니다. 그리고 또 파김치가 되었습니다.

　이런 일이 반복되는 사이 머리는 다 빠지고 사람은 지쳐가니 눈앞이 캄캄했습니다. 그러다 저까지 지쳐 운전을 하지 못해 병원에 택시로 가는 날도 많아졌습니다. 한 달에 두 번씩 같은 날 항암치료를 받기 위해 전국에서 올라온 환우들을 늘 만나게 되는데 그 환우들 사이에 소문이 났습니다. 무슨 남동생이 누나를 저렇게 극진히 간호하느냐고 말입니다. 사실 저는 누나를 극진하게 생각하는 마음도 있었지만 암에 한이 맺혀서 그랬습니다. 그래서 어떻게 해서든 이번만은 꼭 살려내고 싶었습니다.

　그러나 누나는 6개월도 되지 않아 힘이 빠졌습니다. 급기야 앰뷸런스를 불러서 병원에 가는 날이 늘었습니다. 누나는 숨을 가쁘게 쉬면서 답답해 할 때가 많았습니다. 할 수 없이 입원하여 여러 가지 검사를 받았더니 항암치료 때문에 장기 기능이 약해져 폐렴이 생겼다고 했습니다.

　열도 난 적이 없고 기침 한 번 한 적이 없는데 무슨 폐렴이냐고 했더니 의학 용어로 이런 경우 무증상 폐렴이라고 한답니다. 정상인과 달리 암 환자에게 폐렴이 감염되면 아무런 증상이 나타나지 않기 때문에 의사들도 당황할 때가 있다는 겁니다. 그래서 항암치료를 받는 환우들은 감기를 조심해야 한다고 했습니다.

여러 가지 처치를 하고 산소 호흡기를 꽂으니 한결 좋아졌습니다. 간병인을 불러 도움을 청하고 한숨 돌리고 나니 몸이 물 먹은 솜처럼 피곤했습니다. 이러다가 저까지 쓰러지겠다 싶어 동네 병원에서 링거액을 맞으면서 잠시 쉬는 동안 휴대전화를 꺼두었는데 누나는 그사이에 가시고 말았습니다.

저녁 간식까지 잘 드시는 걸 보고 병원에서 나왔는데 간병인도 모르는 사이 주무시듯 가셨습니다. 아마 그렇게 가기 위해서 기도를 많이 했나 봅니다. 그렇지 않고서야 어떻게 그렇게 편히 갈 수 있었겠습니까?

형제 넷이 암으로 스러지고 나니 슬픔보다는 인생의 허무함, 세월의 무상함이 뼛속을 파고들었습니다. 인생이란 이런 건가. 불교에서 인생이란 부질없는 한 조각 구름이요, 한 줄기 바람결이라고 하는 말이 이런 것인가 별별 생각이 다 스쳐갔습니다. 어떻게든 살게 해보려고 몸부림쳤는데….

02
이번에는 내 차례란 말인가

한 집안에서 다섯 번째 암 환자

온 나라가 올림픽 분위기에 들떠 있던 1988년 6월 초여름 어느 날, 자꾸만 건강이 약화되는 것을 걱정하다가 종합병원에서 진단을 받았습니다. 그때는 위 내시경 호스가 손가락 굵기만큼 굵었던 것 같습니다. 의사들은 환자 상태를 보면 분명히 뭔가 있을 것 같은데 아무리 위를 살펴보아도 아무것도 발견되지 않자 좀더 깊숙이 십이지장까지 내시경을 시도했습니다.

수면 내시경도 없었던 때라 너무 고통스러워 멈추라고 사인을 보내니까 그냥 빼자는 의사도 있고 조금만 더 참으라는 의사도 있고 의사들끼리 서로 의견이 맞지 않았습니다. 바로 그때 한 의사가 "이쪽으로 해봐. 여기다. 찾았다, 찾았어" 하더니 검사하기 위해 조직을 조금만 떼어내려고 하니 힘들어도 잠깐만 참으라고 달래면서 잘 견뎠다고 위로했습니다.

환자의 운명은 의사 손에 달려 있는데 의사를 잘 만난 게 참으로 행운이었습니다. 그 의사가 그만하자고 했을 때 그만두었으면 어떻게 되었을까요. 참 아찔한 일이지요. 정말 감사한 일이었습니다.

보통 환자들의 세포 조직을 검사하면 환자는 집으로 돌려보내고 일주일쯤 지난 뒤 검사 결과를 보러 오라고 하는데 그때 저는 혈액에 헤모글로빈 수치가 정상인의 절반 정도밖에 안 되어 여러 가지 혈액 성분을 수혈해야 하니까 입원하라고 했습니다.

전날도 관악산을 등산했는데 갑자기 입원하라기에 웬 입원이냐고 물었더니 아무튼 입원해야 한다고 했습니다. 일주일 입원해 있는 동안 이런저런 검사를 한다면서 피를 얼마나 많이 뽑아가던지 날마다 피를 뽑아가도 괜찮은 거냐고 항의까지 할 정도였습니다.

일주일이 지난 뒤 담당 의사가 아무래도 수술해야겠다면서 준비하라고 했습니다. 하도 어이가 없어서 무슨 수술이냐고 했더니 위 상태가 너무 안 좋아서 놔두면 평생 말썽을 부릴 것 같으니까 수술하는 것이 좋을 것 같다고 했습니다. 환자에게 암이라는 걸 알려주지 않을 때였습니다. 수술하고 나서야 의사들이 회진할 때 하는 말을 듣고 암에 걸렸다는 걸 알았습니다.

한동안 정신이 멍하더군요. 집안에서 다섯 번째 암 환자였습니다.

세상에 이런 집안도 있을까요? 앞서 간 네 형제가 하나같이 1년을 넘기지 못했는데 나도 1년을 넘기지 못하고 가게 된단 말인가? 밤이면 잠을 제대로 이룰 수 없었습니다. 의사들이 아침에 회진할 때마다 잘 주무셨냐고 묻는 말의 의미를 알 것 같았습니다.

암 환자들의 수순은 정해져 있습니다. 수술, 항암치료, 지옥 같은 고통, 죽음. 그럴 바에야 차라리 항암치료와 지옥 같은 고통을 건너뛰고 죽음으로 바로 가는 것이 훨씬 더 현명한 것이 아닐까 하는 생각도 들었습니다.

둘째 녀석은 병원에 오면 아빠 휠체어를 타겠다고 무릎에 올라와서 응석을 부리는 철부지인데 이런 애들을 두고 가야 한단 말인가? 가슴이 먹먹했습니다.

항암치료를 할 것인가, 안 할 것인가

의사들은 이미 항암 처치를 하겠다고 정해놓고 있었습니다. 당연히 그럴 수밖에 없지요. 이 책에도 반복해서 언급하지만 정말 많은 갈등과 고심 끝에 항암치료를 포기하고 퇴원을 결심했습니다.

아마 다른 많은 환우도 여기서 가장 많이 갈등할 겁니다. 그러나 분명한 것은 항암치료는 암을 치료하는 것이 아니고 암세포에 저항하는 요법으로 암세포를 억제할 뿐입니다. 증식을 더디게 하는 겁니다.

그런데 모든 생명체는 억압하면 저항하게 되어 있습니다. 암세포도 생명체이기 때문에 안 죽으려고 저항하다 힘들면 다른 쪽으로 도망갑니다. 이게 바로 전이입니다. 위암세포를 잡기 위해 항암 처치를 하면 뼈로 도망가고 또 쫓아가면 뇌로 도망가고 이렇게 해서 수술을 일곱 번이나 한 환우도 있습니다.

물론 수술하고 방사선 치료하고 항암 처치해서 회복된 경우도 얼마든지 있습니다. 그러나 저는 항암치료를 단호하게 거절했습니다. 여기서 환우들의 용기가 필요합니다.

암 환자는 암으로 죽는 게 아니고 암에 대한 공포심과 항암제로 살해된다고 주장하는 학자들도 있을 정도로 항암제는 치명적인 결과를 가져오기도 합니다. 부작용이 얼마나 심하면 입 안이 다 헐고 머리카락이 다 빠지겠습니까?

입 안의 세포나 모근 세포는 정상인데도 이렇게 큰 부작용을 초래하는데 눈에 보이지 않는 다른 세포들은 얼마나 더 시달리겠습니까? 가족이 또다시 암에 걸리게 된다면 강력하게 만류할 것입니다. 여기서 의사들과 충돌할 수밖에 없습니다. 그러니까 하는 수 없이 스스로 퇴원하는 수밖에 없지요.

가장 먼저 수술할 것이냐, 말 것이냐를 결정해야 하지만 이미 수술했다면 항암치료를 할 것이냐, 말 것이냐 하는 것부터 확실하게 해야 합니다. 이를 결정하는 것은 누구도 개입할 수 없는 환자 자신의 몫입니다.

1%의 미련도 버려야 한다

항암치료를 포기하겠다고 결정하면 단 1%의 미련도 깡그리 버려야 합니다. 그래야 100%의 다른 방법을 강구하게 됩니다.

항암치료를 받다가 환자 자신의 자연 치유력이 증가하여 건강이 회복된 것이지 항암제가 암을 치료한 건 아닙니다. 암세포를 치료하는 약은 없습니다.

그러나 환우 여러분의 마음에 항암제에 대한 미련이 남아 있다면 어쩔 수 없습니다. 항암제로 자꾸만 마음이 끌리는 걸 어떻게 피할 수 있겠습니까?

마음이 불안해서 항암치료를 거절하거나 중단하지 못하지요. 다만 포기할 때는 깨끗이 잊어버리라는 겁니다. 철저히 포기해야만 철저히 희망을 찾을 수 있습니다. 어정쩡하게 포기하면 어정쩡한 희망밖에 못 만납니다.

제3의 길

1%의 미련도 없이 항암치료를 포기하고 제3의 길을 가기로 했다면 반은 성공한 겁니다. 그 정도 결단력이면 뭐든 할 수 있습니다. 암에 대한 두려움은 어느 정도 극복한 셈입니다. 암 환우들에게 무엇보다

힘든 일은 암에 대한 공포심을 극복하는 것입니다.

그러나 하루에도 수십 번씩 마음이 흔들릴 것입니다. 몸이 조금만 이상해도 차라리 항암치료를 받을 걸 그랬나 하는 생각도 들고, 무모한 짓을 한 건 아닌가 하는 의구심도 들고, 누군가가 요즘 많이 피곤해 보인다고만 해도 흔들리고 갈팡질팡하는 일이 반복될 수도 있습니다. 그러나 이 고비를 넘겨야 합니다. 그래야만 제3의 길을 꿋꿋이 갈 수 있습니다.

03

암 투병, 길 없는 길을 찾아서

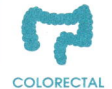
COLORECTAL

절로 숨막히는 중환자실

수술실에서 중환자실로 옮겨져 정신을 차리고 제일 먼저 한 말이 지금 몇 시냐는 것이었답니다. 마취가 다 깨지 않은 몽롱한 상태에서도 수술시간이 얼마나 걸렸는지 궁금했던 겁니다. 수술시간이 너무 짧아도 문제이고 예상보다 길어도 문제이거든요. 너무 짧으면 수술을 대충 해버린 소위 열었다 닫아버린 경우일 수 있고, 너무 길면 복잡하고 힘든 수술이었다는 뜻이기 때문입니다.

수술하는 데 무려 여덟 시간이 걸렸습니다. 왜 이렇게 오래 걸렸을까? 서너 시간이면 될 줄 알았는데…. 나중에 의사가 위 4분의 3과 십이지장 일부를 절제했는데 십이지장에 연결되어 있는 췌장관을 건드리지 않고 하느라고 시간이 많이 걸렸다고 설명해주더군요.

코와 혈관에 호스를 여러 갈래 꽂고 있으니 가관이었습니다. 의사들은 시간만 나면 찾아와 가스 나왔느냐, 가래 자주 뱉어내느냐 물으면서 목울대를 잔인하게 눌러대며 억지로 기침이 나오게 해서 가래를 뱉어내게 했습니다. 창자가 뒤집히는 듯한 고통이 따랐습니다. 가스가 안 나오면 장이 유착될 수 있고 가래가 안 나오면 폐렴이 올 수 있기 때문이랍니다.

중환자실은 성한 사람도 며칠 있으면 환자가 될 것 같은 분위기였습니다. 고통을 견디지 못한 환자들의 신음, 억지로 가래를 뱉어내게 하려는 간호사들과 환자들의 실랑이, 급속도로 악화되어가는 환자를 지켜보는 가족의 안타까움….

어느 날은 밤새도록 잠을 못 잔 적이 있습니다. 초등학교 1, 2학년쯤 되어 보이는 어린이 환자가 수술을 받고 들어왔는데 밤새 잠을 자지 않고 모기소리만 한 소리로 '어-ㅁ 마- 아, 어-ㅁ 마-아' 하는 겁니다. 듣는 사람의 간장을 후비는 소리였습니다.

애 엄마가 어디 갔기에 애가 저러느냐고 간호사에게 물었더니 아빠가 암으로 돌아가자 엄마는 도망가버렸고 저 아이마저 암에 걸려 수술했는데 할머니가 연세가 많아서 간호를 제대로 못한다고 했습니다. 암 때문에 한 가정이 깡그리 망가진 것입니다.

제가 입원했던 병실 옆 침대에는 아들에게 신장을 이식해주기 위해 입원한 엄마가 계셨는데, 어찌 세상이 이다지도 극과 극으로 다를 수 있을까 하는 생각에 참으로 착잡했습니다. 얼마 지나지 않아 엄마 찾는 소리가 안 들려서 간호사에게 회복실로 옮겼느냐고 물었더니 하늘나라로 갔다고 했습니다.

그 아이는 암으로 간 게 아니고 엄마에 대한 한으로 간 것 같았습니다. 중환자실에서는 이런 일이 비일비재합니다. 그러니 없는 병도 생겨날 것 같지요.

코의 호스와 혈관의 호스들을 제거하고 나니 좀 살 것 같았습니다. 일반 병실로 옮겨서 회복하는 동안 수녀님들이 자주 찾아오셨습니다. 아마 제 신분을 알고 그런 것 같았습니다. 와서 기도해주고 위로해주는 말 한마디도 큰 위안이 되는 것은 평소에는 몰랐던 사실이었고 그만큼 약해져 있었던 거지요.

의사의 만류를 뿌리치고 항암치료를 거부한 채 퇴원을 강행하기란 정말로 어려웠습니다. 암 투병 기간에 가장 힘들고 어려운 결단이 이 일이 아니었나 생각합니다.

제가 했던 방법을 모든 환우에게 동일하게 적용할 수는 없지만 아무튼 저는 항암치료를 거부했습니다. 지금이라면 못할 것 같다는 생각도 들긴 하지만 그때는 어디서 그런 용기가 났는지 단호하게 거절한 것입니다.

너무나 막막한 투병 시작

항암 처치를 거부하고 퇴원했지만 무엇을 어떻게 해야 할지 너무 막막했습니다. 마음은 초조하고 불안한데 어떻게 해야 할지 하나도 생각나지 않았습니다.

차라리 지금이라도 의사에게 가서 항암치료를 받을까 하는 생각이 하루에도 몇 번씩 들었습니다.

죽을 조금씩 하루에 여러 차례 나누어 먹으면서 몸을 추스른 후 서점을 순례하며 이런저런 책을 들춰보았지만 기껏해야 항암 성분이 있다는 음식 소개, 암 예방 정보, 암 환자 식단 소개, 암에 관한 막연하고 추상적인 정보만 있지 암 투병에 실질적으로 도움이 될 만한 내용은 별로 없었습니다.

암 환자가 이렇게 많은 세상에 왜 암 투병에 실질적인 도움을 줄 책을 찾기가 이렇게 힘들까 이상하다는 생각이 들 정도였습니다. 더구나 암을 다룬 책들이 대부분 암에 걸려보지도 않은 사람들이 단순히 책을 쓰기 위해 이런저런 정보를 모아놓은 것이었습니다.

그러니 거기에 무슨 설득력이 있고 그런 내용에 무슨 생명력이 있겠습니까? 아이도 낳아보지 않은 사람이 보육이 어떻고 육아가 어떻고 해봐야 별 도움이 안 되는 거나 마찬가지지요.

씨 맺는 열매

수술을 받기 전에도 생식과 현미식에 관심이 많아서 언젠가 기회가 되면 한번 해봐야겠다고 생각했는데 이번 기회에 하기로 작정하고 정보를 모으기 시작했습니다. 그러다가 모든 생명체는 생명이 있는 것을 먹을거리로 한다는 사실을 알았습니다. 이상하게도 사람만 생명을 없앤 뒤 먹었습니다.

성경에도 "씨 맺는 열매를 너희 먹을 것으로 준다"라는 말이 있습니다. 우리 주식은 쌀인데 쌀을 생명이 있는 상태로 먹으려면 현미로 먹어야 합니다. 현미에는 씨눈이 있어서 생명을 그대로 품고 있습니다. 현미보다 더 좋은 것은 생식하는 것입니다.

그러나 여건상 생식하기는 여간 힘든 일이 아닙니다. 몇 개월 하다가 너무 힘들어서 결국 현미식으로 바꿨습니다. 그리고 본래 육식은 별로 좋아하지 않았지만 육식을 전혀 하지 않았습니다. 완전히 현미 채식 위주의 식단으로 바꾼 겁니다.

더 많은 정보를 찾다보니 생식과 현미 채식으로 만성질환, 심지어 암까지 치료한 사례가 국내외에 꽤 많이 있는 것을 알 수 있었습니다. 지금은 웬만한 마트에 가면 현미를 7분도, 5분도로 씨눈을 살려서 도정해주니까 현미식이나 백미식이나 별 불편 없이 먹을 수 있습니다. 생식과 현미식을 하는 방법, 효능은 뒤에서 자세히 다루겠습니다.

청혈요법

피가 생명이라는 말이 있는데 암 환자의 공통점 가운데 하나는 혈액의 탁도가 높다는 점입니다. 사람의 피는 선홍색이라야 맑고 깨끗합니다. 피가 검붉은 것은 적혈구가 엉켜 있고 산소가 부족하기 때문입니다.

그런데 현미식, 채식만 해도 피는 맑아집니다. 단시간에 효과를 보려면 은단을 먹으면 됩니다. 사람이 먹을 수 있는 광물은 소금, 금, 은, 주사, 정제된 일정의 토양 등입니다.

중세 유럽에서 흑사병으로 엄청나게 많은 사람이 죽어갈 때 이상하게도 유대인들과 귀족들의 희생은 적었습니다. 나중에 그 이유를 알고 보니 유대인들은 식사하기 전에 반드시 손을 씻는 것이 종교의 규례로 정해져 있어 감염이 덜했습니다.

귀족들은 식탁에서 사용하는 용기들 중에 은제품이 많았는데 은은 살균 능력이 있고 피를 맑게 하는 것으로 알려져 있습니다.

은을 먹을 수 있게 만든 것이 바로 은단입니다. 은단을 먹기 전에 생혈 검사를 해보고 꾸준히 먹고 난 후 검사를 해보면 사진으로 확인할 수 있습니다.

물

　물만 적당량을 꾸준히 마셔도 건강에 도움이 됩니다. 우리는 물 마시는 일을 너무 소홀히 합니다. 저도 암에 걸리기 전에는 물의 소중함을 전혀 몰랐습니다. 암에 걸리고야 물의 소중함을 알았습니다. 물은 생명을 유지하는 데와 불이 났을 때 반드시 필요합니다. 불이 났다는 말은 에너지가 소모되고 있다는 겁니다. 즉 몸에서 에너지가 소모될 때는 물이 필요하다는 겁니다.

　그런데 에너지가 소모되지 않고 정체되어 있으니까 물을 마시지 않게 됩니다. 땀 흘리고 노동할 때는 물맛이 얼마나 꿀맛 같습니까? 우리는 에너지를 제대로 소모하지 못하며 살아가기 때문에 물을 제대로 마시지 못하지만 억지로라도 마셔야 합니다. 사람이 하루에 마셔야 하는 물의 양은 1.5L에서 2L 정도 된답니다. 특히 암 환자는 물을 꼭 마셔야 합니다.

　암 환자들이 항암치료를 받는 동안 수혈을 할 때가 있습니다. 왜 수혈을 합니까? 피가 부족하니까 수혈을 하지요. 피 성분 중에 가장 많은 것이 수분입니다. 그렇기 때문에 암 환자일수록 물을 많이 마셔야 하고 늘 마실 수 있도록 휴대하고 다녀야 합니다. 저도 지금까지 물병을 항상 휴대하고 다닙니다. 물에 관한 소중한 정보도 뒤에서 자세히 밝혀두었습니다.

수맥파의 영향

악당과 명당은 분명히 있습니다. 옛 어른들이 '이사 가서 3년, 새집 짓고 3년'이라고 한 것은 다 이유가 있습니다. 새로운 터에서 생활하다 보면 그 터의 영향을 받게 되는데 3년 안에 그것이 나타난다는 것을 의미합니다. 암에 관한 정보와 서적이 넘쳐나지만 수맥과 암에 관한 사례를 수천 건 이상 제시한 예는 없다고 판단합니다.

암 환자의 공통점 가운데 하나는 잠자리가 수맥파 위에 있다는 것입니다. 암 환자가 가장 먼저 할 일은 수맥파를 피하는 것입니다. 이 점은 정말 명심해야 합니다. 저는 퇴원해서 분위기라도 바꿔보려고 잠자리를 옮겼는데 다행히 수맥이 없는 곳으로 갔습니다.

우리나라에는 수맥에 관한 논문이 한 편도 없지만 독어권과 영어권에는 많습니다. 이 사실을 알고 직접 수맥 탐사 교육을 받았고 지난 10년간 1,000여 명에 이르는 환자들의 잠자리를 탐사해본 결과 모두 수맥파를 확인할 수 있었습니다.

기쁨과 웃음이 넘치는 생활

기쁨과 웃음이 넘치는 생활이 건강에 좋다는 말은 상식으로 알고 있습니다. 그런데 문제는 우리에게 웃을 일이 별로 없다는 것입니다.

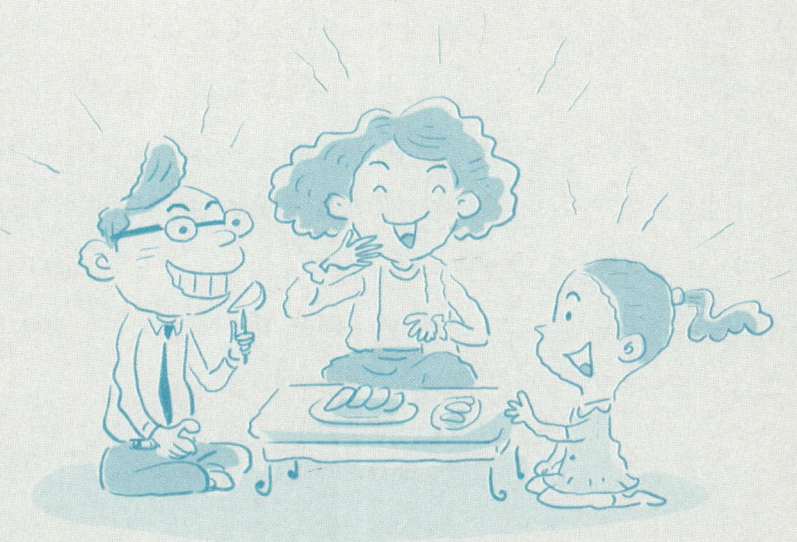

| '웃음은 만병통치약' 이라는 말이 있듯이 많이 웃어야 건강해진다. |

누구에게 "웃어봐"라고 하는 것은 안 맞는 말입니다. 웃을 일이 있으면 웃지 말라고 해도 웃게 되어 있습니다.

그런데 암 투병을 하면서 알게 된 한 가지 놀라운 사실은 웃을 일이 있어서 웃는 것이 아니라 '억지로 웃는 웃음'도 효과가 있다는 것입니다. 이 사실을 알고 저는 아이들과 매일 웃는 시간을 가졌습니다. 웃을 때 각각 다른 웃음소리로 웃기로 정하고 웃었습니다.

하하하, 호호호, 히히히, 깔깔깔, 껄껄껄…. 여러 가지 웃음소리를 내가며 웃을 때 아들 녀석이 갑자기 '멍멍멍' 하고 강아지 소리를 냈습니다. 웃으라니까 웬 강아지 소리야 했더니 강아지 웃음소리랍니다. 얼마나 재미있는 발상입니까? '억지웃음'도 효과가 있습니다. 멋쩍으면 혼자 산에 가서 배가 아프도록 웃으십시오.

현실과 상상력이 충돌하면 어느 쪽이 이길까

여러분은 암을 이겨본 적이 없기 때문에 암에 대한 두려움이 암을 이기려는 생각보다 강합니다. 이런 상태로는 절대로 암을 이기지 못합니다. 아무리 이겨보려고 해도 두려움과 불안감이 더 강하게 작용하기 때문에 안 됩니다. 그런데 암을 이겨보려고 하지만 두려움과 불안감은 현실입니다. 현실에서는 안 된다는 의미입니다.

그럼 현실과 반대는 뭘까요? 상상의 세계입니다. 암에 대한 두려움이나 불안을 떨쳐버리려 하면 할수록 더 불안하고 더 두려워집니다. 심리적으로 그렇게 나타나게 되어 있습니다. 피아노를 틀리지 않게 치려고 긴장하면 긴장할수록 더 틀리는 것과 같은 현상입니다. 두려움과 불안을 떨쳐버리려고 하지 말고 상상의 세계를 즐기십시오.

암세포가 봄눈 녹듯 녹는 상상, 암세포를 사랑하는 상상, 사랑받고 점점 작아지는 상상, 회복되어 기뻐하는 상상, 팔순 잔치 상상, 손자 돌잔치 상상…. 현실 세계에는 끝이 있지만 상상의 세계에는 끝이 없습니다. 아침에 잠에서 깨어나자마자 첫 번째로 하는 상상, 저녁에 잠들 때 마지막으로 하는 상상, 상상에서 시작해서 상상으로 끝나는 하루를 이렇게 해보십시오.

10층짜리 건물 옥상에 올라가서 안대로 눈을 가리고 30cm 넓이의 나무판자를 빌딩과 빌딩 사이에 걸쳐놓았으니 건너가보라고 하면 아무도 못 건너갑니다. 추락을 상상하기 때문입니다. 그런데 사실 그 판자는 빌딩과 빌딩 사이에 걸쳐놓은 것이 아니고 옥상 바닥 10cm 위의 이쪽저쪽에다 걸쳐 놓은 겁니다. 현실은 10cm 위에 있지만 상상은 10m 높이를 상상하기 때문에 못하는 겁니다. 10cm 높이에 있는 판자 위를 누가 못 걸어가겠습니까?

현실과 상상력이 충돌하면 상상력이 이깁니다. 이것이 바로 상상요법(image therapy)입니다. 저는 암 투병 중에 상상했던 대로 지금 살아가고 있습니다. 모든 세포는 상상력에 반응한다는 여러 가지 사례를 과학이 입증하고 있습니다.

기도, 염원, 발원, 심리요법

사람은 누구나 인간으로서는 도저히 어떻게 할 수 없는 한계점에 다다르면 초월적 존재를 찾게 되어 있습니다. 하나님, 천주님, 부처님, 알라, 천지신명, 각종 토속신앙의 대상…. 호칭이야 무엇이 되었든 나름대로 초월적 대상을 찾고 도움을 받으려고 호소합니다. 저는 목사이기에 하나님께 기도를 드렸습니다. 제가 스님이라면 부처님께 기도했겠지요.

신앙의 대상이 누구이든 그에게 이 질병에서 건져달라고 도움을 구하십시오. 옛날 우리 할머니들은 맑은 물 한 그릇을 장독대 위에 올려놓고 천지신명에게 빌었습니다. 그렇게 해서 한 번도 이루어진 적이 없다면 그 풍습은 지금까지 전해오지 않았을 겁니다. 그렇게 해서 소원이 이루어진 경험이나 간접 경험이 있었기에 지금까지 전해오는 것입니다.

이 책에 성경 내용을 자주 인용하는데 이는 기독교를 전도하거나 교리를 전하기 위해서가 아니라 건강과 생명에 도움이 되는 방법을 전하기 위해서입니다. 이 점에 대해서는 독자 여러분의 혜량을 바랍니다. 건강과 생명에 도움이 되는 일인데 성경이면 어떻고 불경이면 어떻습니까?

요즈음은 과학자들이 기도의 효능을 입증하고 있습니다. 기도를 드리며 치료를 받는 환자와 그렇지 않은 환자는 회복 속도에 차이가 많이 난답니다. 기도의 효험도 있지만 심리적으로도 안정되기 때문입니다. 기도의 구체적인 방법도 이 책에 소개했습니다. "구하면 주시고 찾으면 얻는다"라는 말은 그냥 있는 것이 아닙니다.

지금까지 제가 투병한 과정을 간단히 적어보았습니다. 다시 말씀드리지만 이 책은 제 투병기입니다. 환우들에게 확신을 더 강하게 심어주기 위해 최대한 사례를 많이 모았습니다. 어쩌다 그런 경우가 있었겠지 하는 생각을 조금이라도 덜어드리기 위해서입니다. 누군가가 해냈다면 또 다른 누군가도 할 수 있습니다. 내 발로 걸을 수 있고 내 손으로 식사할 수 있다면 못할 이유가 없지 않습니까? 힘내십시오. 암을 이겨내는 그날까지.

04

암 다스리기

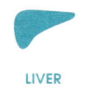
LIVER

암에 대한 자세 정립

항암치료를 포기하고 새로운 길을 찾기로 결심했다면 암에 대한 자세부터 분명히 정립해야 합니다. 제가 항암치료를 포기하고 제3의 길을 선택했을 때 구체적인 방법은 아무것도 없는 완전히 제로 상태였습니다. 그야말로 길 없는 길을 찾아 나선 너무나 무모하고 막연한 상태였습니다.

이 책을 읽는 분들은 행운아 중의 행운아라고 감히 생각합니다. 형제 넷을 암으로 잃고 자신마저 암으로 시달리다가 살아나서 그 길을 다른 환우들에게 안내하는 사람이 주변에 얼마나 있겠습니까?

현대의학에서는 암세포를 제거 대상이자 사멸 대상이라고 정립해 놓았습니다. 이것이 몸에 생기면 바로 죽여야 합니다. 그래야 내가 산다고 하는 것이 현대의학입니다. 그래서 암세포가 생기면 수술, 방사선 치료, 항암 처치, 유전자요법 등 모든 방법을 동원하여 소탕하려고 합니다.

하지만 제가 체득한 바이탈 에너지 건강법은 그게 아니었습니다. 암세포는 남의 세포, 다른 세포가 아니고 내 몸에 있고 내 생명의 일부였습니다. 그렇다면 죽이려고 할 것이 아니라 살려야 합니다. 돌연변이가 일어나 암세포가 되었으나 원래는 내가 사랑하는 세포였으니 본모습으로 돌아올 수 있도록 해야 합니다. 이것이 제가 암을 극복하면서 터득한 바이탈 에너지 건강법에서 본 암에 대한 자세입니다. 이 책에서는 바로 그 살림의 길을 제시했습니다.

길을 제시하면서도 길 없는 길이라고 표현한 것은 인간이 그만큼 다양하고 복잡 미묘한 신령한 존재이기 때문입니다. 김이라는 사람에게 이 방법이 효과적이었다고 해서 박이라는 사람에게도 똑같은 효과가 나타난다는 법도 없고 그렇다고 안 나타난다는 법도 없는 것이 인간입니다.

수십 년 중풍으로 고생하던 환자가 한의원에 가서 침 한 번 맞고 지팡이를 버리고 정상으로 회복되었습니다. 그렇다면 모든 중풍 환자는 그 한의원에만 가면 지팡이를 버리게 될까요? 그렇지 않다는 걸 잘 압니다. 길이 있으면서 없기도 하기 때문에 그런 표현을 하게 된 겁니다.

제가 제시하는 바이탈 에너지 건강법으로 암 환자가 다 치유된다면 세상에 암 환자는 한 사람도 없겠지요. 다만 한 사람이라도 건강에 도움이 되었다면 이 또한 보람 있고 기뻐할 일 아니겠습니까? 어찌되었든 안 하는 것보다는 나으니까요.

암세포를 사랑해야

모든 세포는 사랑에 반응하게 되어 있습니다. 적대감과 증오에도 반응하게 되어 있습니다. 이 사실은 많은 학자가 수많은 동물과 식물 실험으로 입증했습니다. 사랑의 결과는 간단합니다. 미스터 김이 미스 박을 폭력과 억압으로 제압하려는 것과 사랑과 희생으로 사랑을 받아들이게 하는 것의 결과가 어떻게 다를 것 같습니까?

폭력과 억압으로 한다면 끝없는 싸움, 증오, 피 흘림이 반복될 것이고 사랑과 희생으로 한다면 봄눈 녹듯 하겠지요. 여기서 나 자신이 미스터 김이고 미스 박이 몸 안에 있는 암세포라고 생각해보세요. 답은 자명합니다. 암세포를 사랑해야 합니다. 그래서 제가 제시하는 암 투병 방법, 암 다스리는 방법이 조금은 다른 점이 있습니다.

원자폭탄의 원리를 알아낸 아인슈타인은 "원자폭탄은 세상을 통일하지 못한다. 세상을 통일할 수 있는 폭탄은 원자폭탄보다 더 강해야 한다. 그것은 오직 사랑뿐이다"라는 유명한 말을 했습니다. 그는 천재

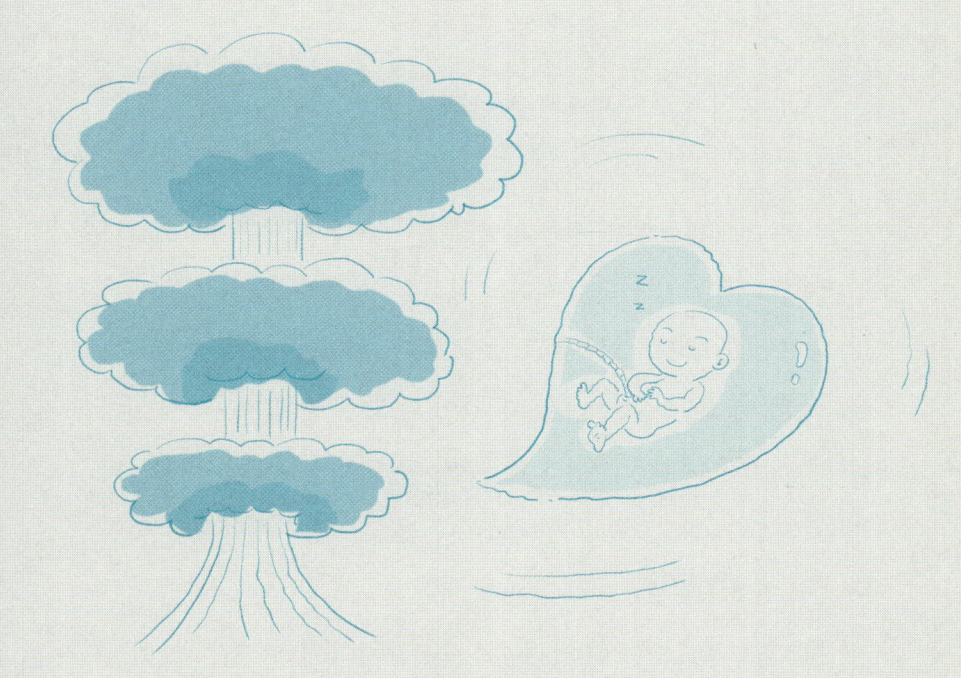

| 사랑의 힘은 원자폭탄의 위력보다 강하다. |

물리학자이지만 이 말 한 마디만 봐도 훌륭한 사람입니다. 암세포를 사랑하는 방법도 이 책에 제시했고 그 결과도 자세히 언급했습니다.

암세포를 사랑하는 순서

미스터 김과 미스 박이 서로 사랑합니다. 그러면 그 순서가 있습니다. 데이트하고 차 마시고 식사하고 공연장 가고 여행 가고 그러다가 때가 되면 결혼하고 아들딸 낳고 살아갑니다. 이것이 사랑의 순서입니다. 그런데 어느 날 갑자기 미스터 김이 미스 박 앞에 나타나서 이런 사랑의 순서를 무시하고 "미스 박, 우리 아들 하나 낳읍시다" 한다면 어떻게 되겠습니까? 사랑은커녕 뺨이나 안 맞으면 다행이지요. 사랑에도 순서가 있습니다.

현대의학으로 암세포를 발견해서 수술할 정도가 되려면 적어도 3년은 되어야 합니다. 암세포가 콩알만큼 크다면 그 세월은 몇 배 더 걸립니다. 3년 이상 된 세월을 무시하고 하루아침에 암세포가 정상으로 돌아오기를 바란다면 그거야말로 욕심입니다.

그런데 암 환우들을 상대하다 보면 아침에 씨 뿌리고 저녁에 낫 들고 나가는 환우들이 있습니다. 우물에서 숭늉 찾는 격입니다. 이렇게 성급하게 순서를 무시하면 사랑보다는 불만이 생기고 불만이 오래가면 원망이 생기고 그러기 시작하면 사랑은 사라지게 됩니다.

누군가가 어떤 일을 빨리 해줬으면 좋겠는데 기대보다 늦어질 때 당연히 불만이 생기지요. 그 불만이 오래가면 원망이 되고 원망이 쌓이면 사랑은 불가능하게 됩니다. 그렇기 때문에 사랑은 기다릴 줄도 알아야 합니다. 암세포를 사랑한다고 금방 정상으로 돌아오기를 바란다면 그건 사랑의 순서를 위반한 겁니다. 사랑에도 순서가 있음을 명심하십시오.

암세포를 사랑하는 방법

대상에 따라 사랑 방법이 다를 수밖에 없습니다. 손자를 사랑하는 방법이 다르고 할머니를 사랑하는 방법이 다릅니다. 할머니를 사랑한다고 미니스커트를 선물하거나 어린 손자를 사랑한다고 두루마기를 선물하는 사람은 없습니다. 상대방을 끔찍이 위할 때 비로소 진정한 사랑이 됩니다.

암세포를 사랑할 때도 암세포만을 위해야지 내 생각대로 암세포를 사랑하려고 하면 암세포도 생명체이기 때문에 서운할 수밖에 없습니다. 환우들을 많이 상대하다 보니 이상하게도 우리나라 사람들은 암 진단을 받으면 그날부터 사골을 고아서 진한 국물을 마셨습니다. 왜 이런 풍습이 생겼는지 모르겠습니다.

이건 암세포가 아주 싫어하는 방법 가운데 하나입니다. 진한 소뼈

국물이 암에 좋다는 근거는 어디에도 없습니다. 오히려 암 환우들의 혈액만 탁하게 만들 뿐입니다. 암세포가 춤을 출 정도로 암세포가 좋아하는 방법으로 사랑해야 합니다.

암세포가 춤을 출 정도면 암세포에게 어떤 변화가 일어날 것 같습니까? 한 번도 암세포를 사랑해본 적이 없으면 암세포를 사랑하는 방법도 알 수 없습니다.

그래서 우리가 살아가는 세상에는 먼저 살다간 분들의 지혜가 필요합니다. 앞서 간 분들의 경험을 통해서 그들은 어떻게 암세포를 사랑했는지 터득할 수 있습니다.

사랑이 힘들고 어려운 거라면 그건 이미 사랑이 아닙니다. 사랑은 기쁘고 뿌듯하고 자랑스럽고 보람됩니다. 사랑의 결과와 그에 대한 반응으로 기뻐하는 것이 아니고 사랑 그 자체가 기쁨이고 감사이고 보람입니다.

암세포에 대한 사랑도 마찬가지라야 진정한 사랑이라고 할 수 있습니다. 내가 이만큼 사랑했으니까 너도 이만큼 사랑해야지 않느냐는 것은 사랑이 아니라 거래입니다.

암세포와 사랑하는 것도 마찬가지입니다. 암세포가 어떻게 응답하든 내 세포이니까 사랑할 따름이라고 하는 것이 진정한 사랑입니다. 암세포가 어떻게 응답하든지 정직하게 사랑만 하십시오. 그러면 암세포도 사랑받은 만큼 정직하게 응답할 것입니다.

암세포를 사랑하는 단계

모든 사랑에는 단계가 있습니다. 내 자식이라도 그건 어쩔 수 없습니다. 유치원 때의 사랑과 대학 때의 사랑은 단계가 다를 수밖에 없지요. 대학생 아들에게 "얘야, 기저귀 차야지" 할 수 있겠어요?

암세포를 사랑하는데도 동일한 공식이 적용됩니다. 암세포가 정상세포로 환원되는 과정이 어떤 메커니즘을 따르는지 아무도 모릅니다. 오직 경험과 현상으로만 확인할 수 있을 뿐입니다. 왜 그런 변화가 일어나는지 알 수 없지만 그렇게 해보았더니 그런 결과가 나타나더라는 것이 길 없는 길을 간 결과입니다. 돌이켜보면 참으로 험하고 지난한 길이었습니다.

암 다스리기

암세포는 다른 세포와 달리 독특한 특성이 있습니다. 암 환자에게도 독특한 공통점이 있습니다. 암세포를 사랑하려면 이 독특한 점을 알아야만 합니다. 홍길동을 사랑하려면 홍길동이 어떤 사람인지 알아야 할 것 아니겠습니까?

1. 암세포는 산소가 풍부하고 맑으며 신선한 피는 싫어하고 산소가

풍부하지 않은 탁한 피는 엄청 좋아한답니다. 다른 세포와는 정반대이지요. 이는 의사들이나 현대의학이 다 같이 인정한 사실입니다. 암세포는 산소를 싫어하기 때문에 혐기성(嫌氣性: 산소를 싫어하는 성질) 세포라고도 합니다.

2. 암세포는 참 특이하게도 정박아나 정신지체 장애우들에게는 근접을 못한답니다. 정박아나 정신지체 장애우가 암에 걸린 경우는 거의 없습니다. 왜 그럴까요? 그 이유는 정확히 모르지만 아마도 스트레스 때문인 것 같습니다. 왜냐하면 그들은 스트레스를 모르거든요.

3. 암세포는 심장에는 잘 생기지 않는답니다. 생긴다 할지라도 다른 장기에서 전이된 경우가 많지 심장 자체에서 발병한 경우는 매우 드물답니다.

4. 지구상에서 암 발병률이 가장 낮은 종족이 집시들이랍니다. 불과 1% 내외니까요. 우리나라만 해도 25%를 넘어섰는데 왜 이들은 1% 내외일까요? 그들은 한곳에 정착하지 않고 늘 이곳저곳 이동하며 살아갑니다. 한곳에 정착하지 않기 때문에 상대적으로 수맥파의 영향을 덜 받게 됩니다.

5. 수많은 사례를 찾아보고 전국을 다니며 세미나하면서 탐사한 결과 암 환자의 공통점은 잠자리가 수맥 위에 있다는 것입니다. 이는 암 환자가 수맥과 연관이 깊다는 방증입니다.

6. 암 환자들은 공통적으로 정상인에 비해 바이탈 에너지가 현저히

약화되어 있습니다. 생체에너지의 진동과 파장도 완전히 변질되어 있습니다.

7. 암 환자들은 거의 대부분 체질에 맞지 않는 음식을 오랫동안 먹은 경우가 많습니다. 평생 동안 하루에 한 갑 이상 담배를 피워도 80~90세까지 건강하게 사는 분도 있고 흡연이 원인이 되어 40대에 요절한 분도 있는 것은 체질 때문입니다. 술이나 음식도 마찬가지입니다.

지금까지 우리는 암세포의 공통점과 암 환자의 공통점을 파악했습니다. 지피지기면 백전백승이라는 말이 있듯이 암세포와 암 환자의 공통점을 알았으니 사랑하는 방법도 자연스럽게 알 수 있겠지요. 그럼 암세포를 사랑하는 방법을 가장 손쉽게, 가장 빠르게 실천할 수 있는 방법부터 정리해봅시다.

1. 지금 당장 암 환자의 공통점 가운데 하나인 수맥부터 피해야 합니다. 떠돌아다니며 사는 집시들은 수맥을 피해서 생활합니다. 수맥 탐사자를 찾아서 지금 당장 수맥을 피하는 것이 중요합니다. 수맥 탐사자를 찾지 못하면 세미나에 참석해서 도움을 받으십시오.
2. 음식을 체질에 맞게 바꾸십시오. 체질 분류와 음식 감별도 세미나에 참석해서 도움을 받으십시오. 간암 환자와 위암 환자의 식

단은 다를 수밖에 없습니다.

3. 자연 생수를 많이 드십시오. 하루에 2L 정도는 드셔야 합니다.
4. 모든 음식은 천일염으로 조리하십시오. 천일염 미네랄 성분의 신비로운 효능은 이 책에 자세히 기술했습니다.
5. 혈액에 산소가 풍부하도록, 몸이 심장과 같이 산소가 풍부한 상태가 되도록 이 책 내용을 참조해서 노력하십시오.
6. 정박아나 지적 장애우들처럼 스트레스를 극복하고 기쁘게 생활하십시오. 스트레스는 독약이라고 생각하십시오. 독약은 먹으면 죽습니다.
7. 이상과 같이 생활하면 바이탈 에너지가 상승합니다. 바이탈 에너지가 상승하면 문제의 패스워드는 손에 들어온 겁니다.

암 투병의 효과

어떤 방법을 강구하든 결국 이미 돌연변이가 일어난 종양세포가 정상세포로 돌아와야 합니다. 투병이 효과적이고 본인에게 유익했다면 종양세포의 증식이 예상보다 더디든지, 종양세포의 증식이 멈췄든지, 종양의 크기가 줄어들었든지, 종양세포가 사라졌든지 네 가지 중에 하나라도 나타나야 효과가 있다고 할 수 있습니다. 바이탈 에너지 건강법은 네 가지 중에 어느 한 가지는 반드시 체험하게 해줍니다.

05

4청 5정 바이탈 에너지 건강법

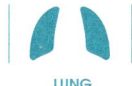
LUNG

바이탈 에너지 건강법이란

　현대의학은 서양의학과 한의학 그리고 대체보완 요법인 자연요법이나 민간요법으로 크게 나뉩니다. 이 책은 그런 일반적인 범위에 속하는 내용을 다룬 것이 아닙니다. 이 책의 내용을 성의학(聖醫學) 신의술(神醫術)이라고 명명합니다. 성서의학(聖書醫學), 즉 하나님의 의술(醫術)이라는 뜻입니다. 저는 의학이나 약학을 공부해본 적이 없습니다. 오직 평생 동안 성서를 연구하고 가르치고 전한 목사입니다.

　성서를 연구하다 보니 그 안에는 만병의 원인도 있고 치료법도 있는 것을 발견했습니다. 평생 동안 땅을 아무리 파도 금붙이 하나 발견하지 못합니다. 그러나 금광의 광맥을 찾아서 땅을 파면 노다지를 만나는 경우가 있습니다.

제가 10여 년 동안 암과 씨름하다가 글을 쓰게 된 것은 그야말로 우연한 기회에 땅을 파다가 노다지를 발견한 것과 같은 것입니다. 그래서 이 책은 의학 서적이나 약학 서적이 아니고 하나님께서 사람들이 건강하게 살아갈 수 있도록 태초부터 사람들에게 주신 지혜를 정리해 놓은 것에 불과합니다.

하나님께서 본래 허락하신 대로 음식을 먹고 본래 지으신 대로 마음 자세를 바르게 하고 본래 원하신 대로 하나님과 사람과 자연과 올바른 관계를 맺고 살아가면 병이 생길 이유가 없고 설사 병이 생겼다 할지라도 반드시 치유되게 되어 있습니다. 이것을 저는 4청(四淸) 5정(五正) 바이탈 에너지(vital energy, 생명 유지에 필수적인 에너지-면역력, 자연치유력, 저항력) 건강법으로 정리했습니다.

바이탈 에너지란 무엇인가

모든 생명체나 물질은 나름대로 고유한 에너지를 가지고 있습니다. 사람도 마찬가지입니다. 건강한 사람의 경우 62~68Hz(헤르츠: 1초 동안 진동하는 횟수)의 주파수를 가지고 있고 그 주파수는 7~20마이크로미터의 파장을 가지고 있습니다. 즉 건강한 사람은 1초에 62~68회 진동하고 진동폭은 100만 분의 7~20m라는 거지요.

영양소는 대부분 6~14마이크로미터, 물은 7~14마이크로미터입니다. 영양소와 물이 건강에 유익한 이유는 인체와 유사한 에너지를 가지고 있기 때문입니다. 이 주파수와 파장이 바로 바이탈 에너지입니다. 이 에너지는 60조가 넘는 인간의 세포, 각종 장기와 기관의 움직임 등에서 종합적으로 방사되는 에너지입니다.

사람이 병들었다는 것은 이 주파수와 파장이 변질되었음을 의미합니다. 약을 먹고 주사를 맞고 수술을 하고 한약을 먹고 침을 맞고 뜸을 뜨는 모든 행위는 곧 변질된 주파수와 파장을 바로잡으려는 노력인 것입니다. 죽음은 다른 의미로 바이탈 에너지가 제로가 된 상태를 의미합니다.

바이탈 에너지 측정

한의사들은 진맥을 하거나 문진, 촉진, 망진 등으로 환자의 바이탈 에너지를 감지합니다. 현대의학은 여러 가지 의료장비와 검사 방법을 동원하여 알아냅니다. 그러나 이런 일들은 아무나 할 수 있는 것이 아닙니다. 의료 전문인들만 할 수 있는 일입니다.

그런데 누구나 쉽게 바이탈 에너지를 측정할 수 있는 방법이 개발되어 사용되고 있습니다. 1970년대 초 미국에서 활동하던 일본인 오무라 교수가 개발하여 전 세계로 급속히 확산된 오링 테스트가 바로 그것입니다.

오른손 엄지와 검지를 이용하여 동그란 원을 만든 후 다른 사람에게 엄지와 검지를 떼어보게 합니다. 이때 원을 만든 사람은 엄지와 검지가 안 떨어지게 하려고 힘을 주고, 떼려고 하는 사람은 오링을 떼려고 힘을 줍니다. 그리고 두 사람이 서로 힘을 기억해둡니다.

신기한 것은 몸집이 크고 힘이 세어 보이는 사람이 아주 허약해 보이는 사람보다 오링의 힘이 훨씬 약하게 나타날 때가 있다는 점입니다. 이때 나타나는 힘이 기본적인 바이탈 에너지 측정치입니다.

요즈음은 이 측정치를 숫자로 확인할 수 있는 디지털 장비도 개발되어 있습니다. 간이 안 좋은 사람은 오른쪽 갈비밑 간이 있는 부분에 왼손바닥을 대고 오링 테스트를 해보면 힘이 현저하게 약한 것을 확인할 수 있습니다. 시간이 지나면서 이 힘이 점점 강해져야만 건강을 회복하지 점점 약해진다면 회복하지 못합니다. 이 힘을 강화해주는 방법이 바로 4청 5정의 길입니다.

바이탈 에너지 강화 방법

4청

장청(腸淸): 장을 깨끗하게

혈청(血淸): 혈액을 깨끗하게

심청(心淸): 마음을 청결하게

영청(靈淸): 영을 깨끗하게

5정

정식(正食): 올바른 먹을거리

정소(正所): 올바른 삶의 장소

정동(正動): 올바른 운동

정심(正心): 올바른 마음가짐

정신(正信): 올바른 믿음

4청 5정이 이루어지면 바이탈 에너지가 강화되고 바이탈 에너지가 강화되면 질병이 틈탈 수 없습니다. 이것이 곧 바이탈 에너지 건강법입니다.

평소에 4청 5정의 생활이 몸에 밴 사람은 질병을 이겨낼 힘이 있습니다. 병이 들어올 자리가 없습니다. 그러나 청과 정이 부족한 생활을 할수록, 그 강도가 심할수록 병고의 강도 또한 심하게 나타납니다.

이 책에서는 이미 탁할 대로 탁해져 병까지 들어버린 장과 혈과 마음과 영을 맑고 깨끗하게 정화하는 4청 방법과 빗나가고 잘못된 식사, 장소, 운동, 마음, 믿음을 바르게 하는 5정 방법을 제시했습니다. 우리가 흔히 말하는 병은 사실은 병이 아니고 병에 대한 증상일 때가 많습니다. 증상이 나타나기 전에 병은 이미 생긴 겁니다.

병이 먼저 오고 증상은 나중에 나타난다

현대의학에서는 대부분 증상을 치료하려고 노력합니다. 하지만 증상보다는 원인을 제거해야 합니다. 거미줄을 아무리 제거해도 거미가 살아 있으면 거미줄은 또 생깁니다. 문제는 거미를 제거하는 것입니다. 바이탈 에너지 건강법은 바로 거미줄을 치는 거미를 제거하는 방법과 같습니다. 4청 5정이 제대로 되면 병은 자연히 사라집니다. 그리고 다시 오지도 않습니다.

우리 건강은 바이탈 에너지와 질병 에너지의 싸움으로 결정됩니다. 이 싸움에서 바이탈 에너지가 이기면 질병이 사라지고 질병 에너지가 이기면 건강을 잃습니다.

사람에게 발병하는 질병의 숫자는 무려 30만 가지라고 합니다. 이 많은 병을 다 이기려면 30만 가지 질병의 원인과 치료 방법을 알아야 하는데 그건 도저히 불가능한 일입니다.

그렇기 때문에 모든 질병 에너지를 소멸할 수 있는 바이탈 에너지를 강화하는 것이 건강의 지름길입니다. 이 책에서는 그 소중한 바이탈 에너지를 강화할 수 있는 방법을 안내하겠습니다.

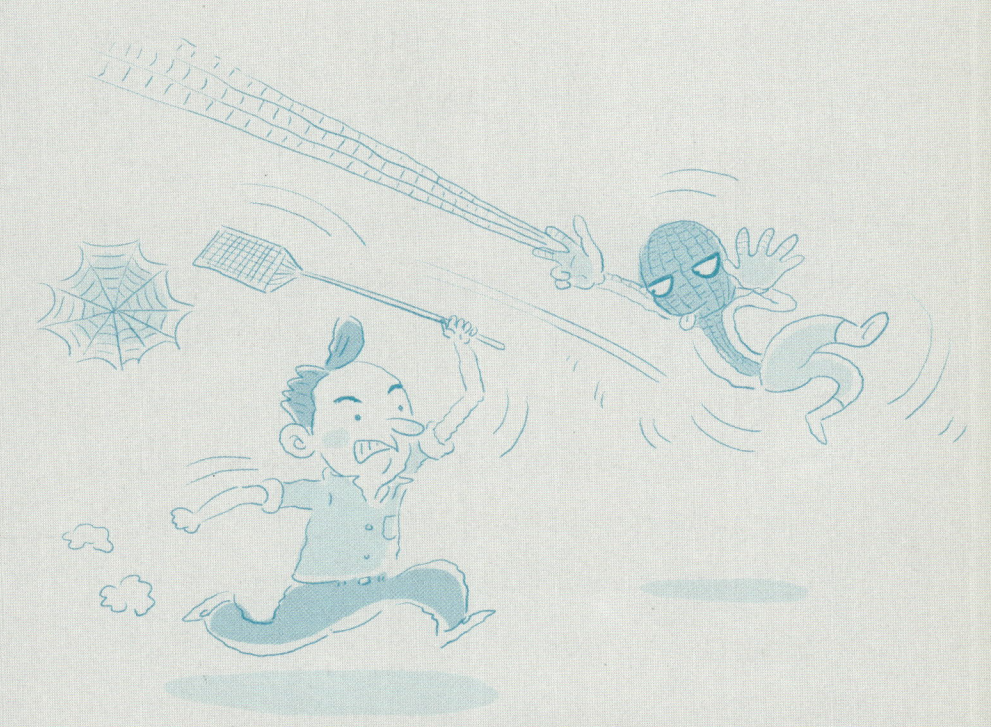

| 거미가 살아 있는 한 거미줄은 계속 만들어진다. |

암이 나를 살렸다

세미나에 다니면서 역설적이게도 암이 저를 살렸다고 주장합니다. 무슨 말인가 하겠지요. 암으로 죽다 살아나지 않았다면 4청 5정이 무엇인지 몰랐을 것이고 4청 5정을 모르고 살았다면 삶의 질과 의미는 판이했을 것입니다.

볼펜을 사용하다가 잘 안 나오면 왜 그런지 생각해보지만 볼펜을 사용할 때마다 잘 나오면 평생 동안 볼펜에 대해 한 번도 생각해보지 않듯이 인생에서 문제가 발생하지 않으면 인생을 성찰하기가 쉬운 일은 아닐 테니까요.

죽음의 문턱을 넘나들어 보았기에 저 자신의 삶의 자세나 다른 사람을 대하는 자세, 특히 암 환우들에 대한 자세는 각별하게 되었습니다. 그래서 전국을 다니며 세미나를 하게 되었고 이런 책도 쓰게 된 것 아니겠습니까? 암을 앓아보지 않았다면 어디서 이런 책이 나올 수 있었겠습니까?

암 덕분에 인생의 가치관이 더욱 분명해졌고, 암 덕분에 생명의 존귀함을 더욱 절실하게 체험했으며, 암 덕분에 영적 세계가 더욱 민감해지고 청정해졌습니다. 인생을 완전히 다시 사는 셈이 된 거지요. '어제 죽은 사람의 오늘' 이 오늘 산 사람의 오늘과 얼마나 다르겠습니까? 삶 자체가 단순히 행복이 아니라 행복을 넘어선 감격 그 이상입니다.

06

사람은 병에 걸리지 않도록 창조되었다

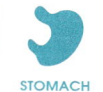
STOMACH

어느 것이 기적일까

누군가 암을 이겨냈다고 하면 사람들은 흔히 기적을 체험했다고 합니다. 그러나 자세히 알고 보면 암을 이겨낸 것이 기적이 아니고 암에 걸린 것이 기적입니다. 왜 그럴까요? 사람은 병에 걸리지 않도록 창조되었기 때문입니다.

성경에서는 사람이 하나님의 형상으로 창조되었다고 합니다. 하나님을 모델로, 즉 신을 모델 삼아 창조되었다는 것입니다. 그러니까 하나님이 병에 걸리지 않는 한 그분을 모델로 하여 창조된 사람도 당연히 병에 걸리지 않아야 합니다.

그런데 왜 우리는 질병에 시달리며 고통을 받습니까? 하나님께서 창조하신 질서대로 살지 않기 때문입니다. 하나님의 창조 질서대로 살면 당연히 병에 걸리지 않고 건강하게 살 수 있습니다. 세미나에 다니면서 이런 이야기를 하면 그래도 사람은 다 병들어 죽지 않느냐며 병드는 것이 당연한 것처럼 이야기하는 분들이 있습니다.

사람은 병들어 죽게 되어 있지 않다

성경에 보니까 하나님께서는 사람이 죽는 방법까지도 다 기록해놓으셨습니다. 예부터 사람들이 임종을 오복 가운데 하나로 꼽았던 것은 삶을 마감하는 순간이 그만큼 소중했기 때문입니다. 사람은 세상에 살 때도 행복하게 살아야 하지만 죽음도 행복하게 맞이해야 합니다. 아무리 행복하게 살았다고 해도 임종 순간이 불행하면 인생을 불행하게 마친 것이 되고 맙니다.

사람은 사고로 죽거나 병들어 죽거나 자살하여 생을 마감하게 되어 있지 않습니다. 여러분이 이 책을 보고 죽는 방법 한 가지만 알아도 엄청난 이득을 본 겁니다. 성경에는 사람이 행복하게 사는 방법도 나와 있지만 행복하게 죽는 방법도 나와 있습니다. 행복하게 죽어야만 진정으로 행복한 인생이기 때문입니다. 그렇다면 어떻게 죽어야 행복한 죽음일까요? 성경에 나와 있는 행복한 죽음의 방법을 보면 이렇습니다.

> 그(아브라함)가 수가 높고 나이가 많아 기운이 진(盡-다할 진)하여 죽어
> (창세기 25:8)
> 이스마엘은 향년이 137세에 기운이 진(盡)하여 죽어(창세기 27:17)
> 이삭이 나이 많고 늙어 기운이 진(盡)하매 죽어(창세기 25:29)
> 야곱이 아들들에게 명하기를 마치고 그 발을 침상에 거두고 기운이 진(盡)하여 그 열조에게로 돌아갔더라(창세기 49:33)

행복하게 죽은 사람들은 하나같이 기운이 진하여 죽었습니다. 기운이 진했다는 말은 기운이 바닥이 났다는 말입니다. 호롱불의 기름이 잦아들어 불꽃이 가물가물 꺼져가는 것처럼 온몸의 모든 기운이 다 소진되어 생명이 자연스럽게 가물가물 스러져가는 겁니다.

이러한 죽음은 죽음 자체가 숭고하고 거룩해 보이기까지 합니다. 신체의 모든 기운은 남아 있는데 병 때문에 죽어야 하니 얼마나 몸부림을 해야 하겠습니까? 심장, 위, 폐, 모든 장기와 신체 각 부위는 다 건강한데 간이 병이 들어 바이탈 에너지가 바닥이 나서 죽어간다면 아직 30년, 40년 더 살아야 할 나머지 장기들은 죽기가 싫으니까 얼마나 몸부림을 하겠습니까? 이게 바로 죽음 자체가 고통이고 비극인 이유입니다. 제가 보살피고 있는 교인들의 영혼을 위하여 늘 드리는 기도가 있습니다.

"하나님, 이 종이 목회하는 동안 우리 교인들 수한이 다 되어 하나님께서 부르실 때에 아무런 고통 없이 주무시는 듯 천사처럼 밝은 모습으로 주님 품에 안겨 가게 하여 주시옵소서."

그래서인지 새벽기도 끝나고 집에 가서 잠시 자리에 누웠다가 그대로 가는 분도 있고 교회에 왔다가 주무시는 듯 가는 분도 있습니다. 4청 5정의 바이탈 에너지 건강법을 따라 살면 임종의 복도 누리게 되어 있습니다.

성경에서는 인간의 수명이 120세라고 합니다. 현대의학에서도 이를 입증합니다. 생체 세포는 한 번 분열하는 데 2년 반이 걸리는데 평생 동안 50번 분열할 수 있습니다. 그럼 왜 성경과 과학이 5년 차이가 날까요? 히브리 셈법은 120에서 129까지를 120에 속한 것으로 보기 때문입니다. 120년 동안 감기도 안 걸리고 건강하게 살다가 병들어 죽는 것이 아니라 기운이 진하여 죽는 것이 순리입니다. 순리대로 살면 행복하고 순리를 거스르는 역리대로 살면 불행할 수밖에 없습니다.

그래도 원리는 그렇지만 이미 우리는 하나님의 창조 질서를 거스르고 살아온 세월이 너무나 길기 때문에 의학이 눈부시게 발전했는데도 질병은 나날이 성해가고 있습니다. 사람의 몸에 생길 수 있는 병은 무려 30만 가지나 됩니다. 그 많은 질병의 원인도 크게 몇 가지로 정리할 수 있습니다.

현대의학에서는 병의 원인을 여러 가지로 규명합니다. 그러나 이 책에서는 그러한 내용은 언급하지 않고 4청 5정 바이탈 에너지 건강법에 따른 원인을 정리했습니다. 이것은 전혀 학술적인 내용이 아니라 현상적인 내용입니다. 학술적으로 연구해서 얻은 결과가 아니고 이미 나타나 있는 현상을 정리한 것입니다.

병이라는 말을 영어에서는 disease라고 하는데 이는 dis(아니다) + ease(편하다)라는 말의 합성어입니다. 즉 편하지 않다는 말입니다. 편하지 않으면 그것은 병입니다. 몸이 편하지 않거나 마음이 편하지 않거나 영혼이 편하지 않으면 그것이 바로 병입니다.

이 장에서는 병의 원인에 대해 개괄적 내용만 언급하고 구체적·세부적 내용은 다음 장에서 사례를 들어 자세하게 말씀드리려고 합니다.

모든 질병은 육체적·심리적·사회적·영적인 면이 복합적으로 연결되어 나타나는 다양한 차원의 현상이지 건강 아니면 질병, 질병 아니면 건강 하는 식의 일차원적 현상은 아닙니다. 우선 4청 5정 건강비법에서 병의 원인을 살펴보겠습니다.

죄로 생긴 병

성경에는 하나님께 죄를 지어 병든 사람들이 많습니다. 죄가 병의 원인이 된 것입니다. 이런 병은 죄를 회개해야만 치료되지 그렇지 않으면 천하의 명약이라 할지라도 효과가 없습니다. 에이즈라는 무서운 병도 범죄에 의한 병입니다. 병들 짓을 했으면 병들어야 하고 죽을 짓을 했으면 죽어야 하는 것이 순리입니다.

병들 짓을 해놓고 병에 안 걸리려 하고, 죽을 짓을 해놓고 안 죽으려고 몸부림친다면 그것 자체가 역리입니다. 그러니까 문제가 생깁니다. 병이 낫고 죽지 않고 살려면 죄의 문제를 해결해야 합니다.

환우들을 상담하다보면 자신이 병들 짓을 하고 살아온 것을 솔직하게 시인하는 이들을 많이 봅니다. 사람들에게는 죄가 아니라 할지라도 자신의 양심과 하나님 앞에 죄가 되는 경우도 있고, 사람들에게나 양심적으로나 하나님 앞에 모두 죄가 되는 경우도 있습니다. 이런 경우에는 병을 고치기보다는 죄 문제를 먼저 해결해야 합니다. 뉘우치고 회개하고 용서를 받아야 합니다.

잘못된 식생활로 생긴 병

식생활이 점점 서양화되면서 성인병이 빠르게 늘어나는 것이 현실입니다. 대장암의 경우 원래 우리나라 사람은 거의 걸리지 않는 병인데 육식을 많이 하면서 서양 사람들과 같이 우리나라 사람들에게도 많이 생겨나고 있습니다.

동양인이 서양인보다 키는 작은데 이상하게 장의 길이는 더 깁니다. 장이 짧은 서양 사람들이 육식을 했을 때와 장이 긴 동양 사람들이 육식을 했을 때 나타나는 장내의 여러 가지 변화는 다를 수밖에 없습니다. 창세기 1장 29절에는 하나님께서 사람들에게 주신 바른 먹을거리에 대해 기록한 말씀이 있습니다.

> 하나님이 가라사대 내가 온 지면의 씨 맺는 모든 채소와 씨가진 열매 맺는 모든 나무를 너희에게 주노니 너희 식물이 되리라(창세기 1:29)

하나님께서 사람들이 먹고 살아갈 수 있도록 주신 음식은 100% 채식입니다. 육식을 허락하신 건 인류의 범죄와 타락에 대한 심판으로 노아 홍수 사건이 있고 난 다음부터입니다. 몸집이 사람보다 몇 배나 큰 소나 코끼리도 평생 동안 고기 한 점 안 먹지만 그 몸집을 유지하며 건강하게 살아갑니다. 사람이 육식을 안 한다고 영양실조에 걸리는 일은 없습니다. 육식을 전혀 하지 않는 승려들도 얼마든지 건강하게 사는 것을 보십시오.

스트레스로 생긴 병

잠언 17장 22절에는 이런 말씀이 있습니다.

> 마음의 즐거움은 양약이라도 심령의 근심은 뼈로 마르게 하느니라
> (잠언 17:22)

심령의 근심, 곧 스트레스는 뼈를 마르게 합니다. 뼈가 마르는 병보다 더 무서운 병이 어디 있겠습니까? 현대의학에서도 모든 질병의 70%는 심인성이라고 합니다. 뼈는 그 골수에서 조혈작용을 합니다. 적혈구와 백혈구를 여기서 만들어냅니다. 그런데 그 중요한 골수가 마른다고 생각해보십시오. 아찔한 이야기 아닙니까?

골수가 말라서 적혈구와 백혈구를 제대로 만들어내지 못하면 빈약한 적혈구와 백혈구로 어떻게 건강을 정상으로 유지할 수 있겠습니까? 스트레스는 그렇게 무섭습니다. 요즈음 부쩍 골다공증 이야기를 많이 합니다. 골다공증은 바람 든 무처럼 뼈에 구멍이 난 걸 말합니다. 예방과 치료를 위해 칼슘이 풍부한 음식을 많이 먹고 칼슘 제제를 섭

취하는 것도 중요하지만 그보다 더 중요한 것은 스트레스를 안 받는 것입니다. 아무리 좋은 약, 좋은 음식을 많이 먹어도 스트레스를 받으면 헛일입니다.

악령(귀신) 때문에 생긴 병

성경에는 귀신의 영향으로 병이 든 경우가 많습니다. 이런 경우 병의 원인은 귀신입니다. 이때는 별별 수단 방법을 다 동원해도 귀신이 나가지 않으면 그 병은 나을 수 없습니다. 수술도, 약도 소용없습니다. 귀신을 몰아내야 합니다.

귀신 때문에 병이 생긴 것이 아닌데 자칫 착각하여 환자를 대할 때는 엉뚱한 일이 일어나게 됩니다. 귀신 때문에 생긴 병이라고 하면 정신질환자나 미친 사람들을 흔히 생각하는데 그렇지 않습니다. 모든 질병은 귀신 때문에 생깁니다. 가계의 계보를 타고 전해 내려오는 경우도 있습니다.

제가 시골에서 목회할 때 있었던 일입니다. 네 살 된 어린이가 해소 천식이 발작하여 병원 응급실에 입원했습니다. 의사들도 놀라서 이상히 여기고 여러 가지 응급조치를 했습니다. 해소 천식은 할머니, 할아버지나 걸리는 병이지 네 살 된 어린이는 잘 걸리지 않는 병이기 때문입니다.

여러 가지 검사를 해보았지만 원인을 찾지 못하자 의사들도 손을 놓고 있었습니다. 그런데 이 어린이를 위해 기도하다가 해소 천식 발작의 원인이 귀신이라는 것을 알게 되었습니다. 집안 가계를 살펴보니 이 어린이의 아버지 대와 할아버지 대에 해소 천식으로 돌아가신 분들이 계셨습니다. 가계를 타고 흐르는 귀신의 저주가 대를 이어 이 어린이에게 영향을 미친 것입니다.

결국 이 어린이는 귀신을 쫓아내고 나서야 해소 천식을 치료할 수 있었습니다. 병의 원인이 귀신인 경우는 얼마든지 있습니다. 빙의 현상으로 퇴마의식을 행하는 풍습은 모든 문화권에서 보편적으로 나타나지만 꼭 빙의 현상이 아니더라도 악령의 지배 아래 나타나는 질병은 지금도 여전히 있습니다. 이런 경우 그 영향력에서 벗어나야만 치료할 수 있습니다.

척추의 자세가 잘못되어 오는 병

사람의 척추는 태어날 때는 33개로 되어 있답니다. 자라면서 맨 아래쪽 4개는 서로 합해져 미골로 변하고, 그 위에 있는 5개가 또 붙어서 천골이 된답니다. 그래서 결국은 24개가 되는 것이지요. 태중에서 제일 먼저 형성되는 부분이 뇌이고 그다음 형성되는 것이 척추 정중앙의 하얀 원형고무줄같이 생긴 척수랍니다. 인체를 형성하는 데 뇌 다음으로 척수가 중요하기 때문입니다.

뇌와 척수가 신체의 모든 세포와 기관, 조직을 생육하고 성장시켜 나간답니다. 그 척수를 감싸고 있는 뼈가 바로 척추입니다. 뇌가 몸을 조정하고 움직일 때 바로 이 척수를 통하여 뇌의 명령이 전달되는데 척추의 위치나 자세가 잘못되어 있으면 척수가 자극을 받아 뇌의 명령이 정상적으로 전달되지 않으니까 이상 증상이 나타나는 것이고 이것이 심하면 질병이 되는 것입니다.

감기만 앓아도 중이염으로 옮겨가는 어린이들이 있는데 천골에 이상이 있기 때문에 그렇다고 밝혀진 사례도 있습니다. 척추를 타고 흐르는 중추신경이 잘못되어 청각에 이상이 생겨 듣지 못하는 경우도 있고, 벙어리가 된 경우도 있습니다. 많은 질병이 척추가 잘못되어 발병합니다.

수맥파의 영향으로 생긴 병

사람뿐만 아니라 다양한 생명체가 살아가는 지구에는 여러 가지 광선, 전자파, 방사선이 존재합니다. 태양의 가시광선과 적외선, 자외선을 비롯해 텔레비전이나 라디오 등 각종 전자기기에서 전자파가 나옵니다.

그리고 지구 자체에서 나오는 고유의 진동수인 슈만파가 있습니다. 지구는 자체에서 발생하는 7.83Hz의 파동을 가지고 있는데 독일의 슈만 박사가 발견했기 때문에 그의 이름을 따서 슈만파라고 합니다.

이상의 모든 파동은 사람들에게 별로 유해하지 않고 슈만파 같은 경우 오히려 생명의 존재에 필수적인 파장입니다. 지구의 모든 생명체는 이 슈만파의 주파수 안에서만 존재할 수 있어 이 주파수가 없어지면 어떤 생명도 살아남지 못합니다.

대기권을 빠져나간 우주선의 승무원들은 이 파장을 벗어나기 때문에 두통, 구토, 현기증 등으로 활동이 불가능하므로 인공 파장 발생기를 설치해 우주에서도 지구와 같이 7.83Hz의 파장 속에서 생활하게 함으로써 비로소 활동이 가능하게 됩니다.

땅속에는 수많은 수맥(지상의 강이나 개울같이 지하에서 흐르는 물줄기)이 거미줄처럼 흩어져 있습니다. 그런데 지구 고유의 진동 주파수인 7.83Hz가 수맥 위에서는 변화가 일어납니다. 이 변화를 일으킨 파장을 수맥파라고 하는데 그 영향은 실로 대단합니다. 건물에 금이 가거나 식물이 제대로 성장하지 못하거나 사람의 건강에 치명적인 경우가 있습니다.

그런데 수맥파에 민감한 사람들이 수맥파 위에서 오랫동안 잠을 자거나 생활했을 때는 어김없이 질병이 나타나게 됩니다. 수맥파가 원인이 되어 여러 가지 질병이 나타날 때가 있습니다.

변질된 체질이 원인인 병

똑같은 환경에서 똑같은 음식을 먹고 똑같이 생활했는데 어떤 사람은 감기에 걸리고 어떤 사람은 걸리지 않는 경우가 많습니다. 전염병이 유행해도 같은 집에서 어떤 사람은 걸리고 어떤 사람은 걸리지 않는 경우가 있습니다. 왜 이런 일이 생길까요?

프랑스의 미생물학자 파스퇴르가 병의 원인이 세균이라는 사실을 발견하고 난 다음부터 사람들은 세균을 병의 원인이라고 보았습니다.

그런데 세균이 병의 원인이라면 왜 어떤 사람은 세균에 감염되어 병이 나고 어떤 사람은 세균에 감염되어도 병이 나지 않느냐는 겁니다. 여기서 제기된 이론이 바로 병의 원인이 세균보다는 체질에 따른 것이라는 체질론입니다.

아무리 병의 원인인 세균에 감염되어도 체질이 세균을 이겨낼 수 있으면 병에 걸리지 않고 이겨낼 수 없으면 병에 걸리게 됩니다. 이 같은 사실을 입증한 사람은 독일 뮌헨 대학의 페텐코퍼 교수입니다. 페텐코퍼는 학생들이 이러한 주장을 믿지 않자 시험관에 가득 든 콜레라균을 학생들 앞에서 마셔버린 것으로도 유명합니다.

그가 마신 콜레라균은 무려 1,000여 명을 감염시킬 수 있는 양이었답니다. 병의 원인이 세균이라는 세균설을 믿는 사람이 볼 때는 질겁할 일이지만 병의 원인이 체질에 따른다는 체질론을 믿는 사람만이 할 수 있는 일입니다.

세상에 막 나온 신생아 때는 중성이나 약알카리성이던 체질이 살아가면서 각종 스트레스와 부적절한 식생활에 시달리다 보니 산성으로 변질됩니다. 체질만 맨 처음의 중성이나 약알카리성을 유지해도 어떤 병에도 걸리지 않게 되어 있습니다.

병을 고치기 전에 체질을 정상으로 회복하는 일을 먼저 해야 합니다. 체질만 정상으로 돌아오면 병은 낫게 되어 있습니다. 세균설을 주장한 파스퇴르도 죽을 무렵에는 체질론을 인정했답니다.

유전이 원인인 질병

본인의 의지와 무관하게 유전적 원인으로 질병을 앓게 되는 경우가 있습니다. 태어날 때 부모에게서 유전된 것이지요. 유전적 질환은 유전 인자가 있는 질환인 데 비해 유전 인자는 없으나 가족성으로 일컬어지는 그 가계의 계보를 타고 나타나는 질병도 있습니다.

부모가 위장 기능이 병약하거나 간장 기능이 병약하면 아이들 역시 위장이나 간장 기능이 병약할 때가 있습니다. 자칫 잘못하면 대를 이어 병을 앓아야 하는 아픔을 겪게 됩니다. 이런 경우에도 원인을 추적하여 자손에게 질병을 물려주는 고리를 끊어야만 건강을 유지할 수 있습니다.

수명이 다 되어 죽으려고 난 병

세상에 태어난 모든 생명체는 때가 되면 죽습니다. 사람도 세상을 살다가 때가 되면 죽습니다. 천하에 죽지 않는 사람이 어디 있겠습니까? 죽을 때가 되어 병이 났는데 죽지 않으려고 별의별 몸부림을 다하는 모습을 보면 참담한 생각이 들 때가 많습니다. 죽을 때가 되었으면 죽을 준비를 해야 합니다. 괜히 헛수고할 필요가 없습니다. 애처롭게 몸부림해봐야 죽을 사람이 살아나는 것은 아닙니다.

선인들이 편안한 임종을 오복 가운데 하나로 여긴 것은 참으로 숭고한 지혜입니다. 죽으려고 난 병은 치료하려고 애쓰지 말고 죽음을 맞이할 준비를 해야 합니다. 사람은 평생 준비하며 삽니다. 인생뿐만 아니라 모든 생명체가 그렇습니다. 겨울이 가까워 오면 울창하고 푸르던 나무도 잎사귀를 떨어뜨리면서 겨울을 준비합니다. 푸른 잎이 그대로 있으면 추운 겨울에 얼어서 생명이 위험하기 때문입니다.

겨울잠을 자는 동물들도 겨우살이를 위해 굴을 파고 먹을 것을 준비합니다. 이것이 아주 자연스러운 생명체의 질서입니다. 하물며 사람이 일생을 살다가 죽음을 맞이하는데 아무런 준비가 되어 있지 않다면 얼마나 한심한 일입니까? 동식물만도 못한 일이지요.

그러나 동식물보다 못하게 자연을 거스르는 일을 하는 사람들이 있으니 참으로 안타까운 일이지요. 어떻게 살지 몸부림하는 것도 소중하지만 어떻게 죽을지도 돌아보아야 합니다. 죽음 앞에 선 내 모습을 바라보고 준비하는 삶이야말로 지혜롭고 현명한 삶입니다.

여러분은 죽음을 맞이할 준비가 되어 있는 삶을 살고 있습니까? 바이탈 에너지 건강법은 죽음을 행복하게 맞이하는 완벽한 건강법을 제시합니다.

07

피가 생명의 근원이다

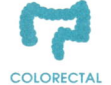
COLORECTAL

피는 생명의 근원

주사기로 정맥용 혈관주사를 놓다보면 피가 주사바늘을 막아서 잘 안 나오는 사람도 있고 주사기 안으로 피가 팍 솟아나오는 사람도 있습니다.

왜 똑같은 주사를 맞는데 나타나는 반응은 이렇게 다를까요? 피의 탁도 때문입니다. 피가 맑고 깨끗한 사람은 주사기 안으로 피가 팍 솟아나오지만 그렇지 못한 사람은 주사기 바늘도 통과하지 못하고 막혀버립니다.

주사기 바늘도 통과하지 못하고 막혀버리는데 가느다란 모세혈관을 통과하려면 얼마나 힘이 들겠습니까? 피가 하는 일이 뭡니까? 세포 구석구석까지 영양분과 산소를 공급하고 노폐물을 운반하는 일이 주요 기능이지 않습니까? 피가 탁하게 엉겨서 일을 제대로 못한다면 그 사람의 건강 상태는 어떨까요?

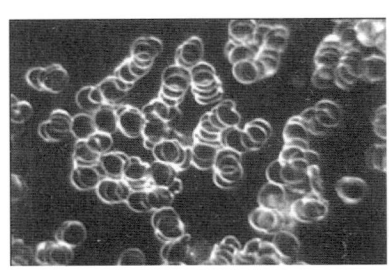 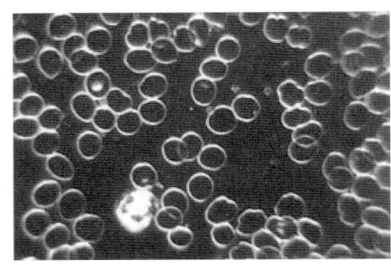

사진에서 보는 것처럼 맑고 깨끗한 피는 적혈구가 비눗방울처럼 둥글둥글하니까 혈액순환이 잘 되지만 적혈구가 변형되고 엉긴 피는 모세혈관을 빠져나가기가 얼마나 힘이 들겠습니까? 피만 맑고 깨끗하다면 건강의 반은 이룬 셈입니다.

암 환자의 공통점 가운데 하나는 환자들이 하나같이 혈액의 탁도가 높다는 것입니다. 탁도가 높으면 점도가 높고, 점도가 높으면 혈액순환이 힘들어집니다.

암세포가 가장 싫어하는 것: 맑고 신선한 피
암세포가 가장 좋아하는 것: 탁하게 엉켜 있는 피

모든 세포는 맑고 신선한 피를 좋아하고 적혈구가 엉켜 있는 탁한 피는 싫어하는데 특이하게도 암세포는 정상세포와 반대로 맑고 신선한 피는 싫어하고 탁한 피를 좋아합니다. 바이탈 에너지 건강법은 바로 이렇게 적혈구가 서로 엉켜서 탁해진 피를 맑고 신선한 피로 돌아오게 해서 피가 제 기능을 발휘하여 바이탈 에너지를 강화해주는 건강법입니다.

08

생명의 원천 물

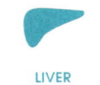
LIVER

물들은 모든 생물을 번성(건강)하게 하라(창세기 1:20)

물 한 컵, 두 컵은 복수표현이 가능하지만 물질명사인 물은 복수 표현이 불가능한데 왜 성경에서는 '물들은' 이라고 복수표현을 사용했을까요?

하나님께서 지구상에 생명체를 창조하시기 전 지구는 거대한 물 덩어리였습니다. 지구의 높은 산과 낮은 바다 밑을 평평하게 고른다면 지구를 덮은 물의 두께는 2.3km 정도 될 거라고 학자들은 주장합니다.

아직 지구에 생명체가 창조되기 전 지구는 2.3km 두께의 물 덩어리였습니다. 그리고 그 물 위를 하나님의 신이 운행하셨다고 합니다.

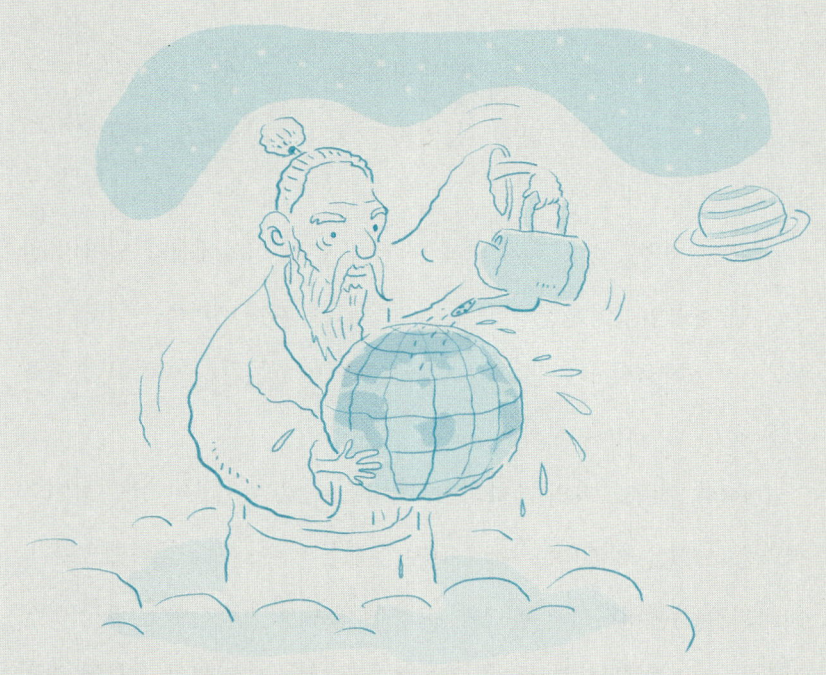

| 생명의 원천인 물이 우주 어디에선가 끊임없이 공급된다. |

물은 하나님의 신이 운행하시던 신비로운 물질이었습니다. 이 물 덩어리에 생명체를 창조하려고 물을 하나로 모아서 궁창 위의 물과 궁창 아래의 물로 분리하셨다고 합니다. 그렇게 해서 땅이 드러나게 되고 생명체가 창조되었습니다.

미국 나사(NASA)에서 우주를 관찰하면서 우주 공간으로부터 지구를 향하여 거대한 얼음 덩어리들이 날아오다가 성층권에 진입하면 분산되는 현상을 발견했답니다.

지구의 생명을 유지하기 위해 궁창 위 우주 어디에선가 생명의 원천인 물이 끊임없이 공급되고 있는 것입니다. 하나님께서는 궁창 위의 물과 궁창 아래의 물인 지구상의 물을 합해서 '물들은' 이라고 복수표현을 하신 겁니다.

1988년 프랑스 파리 대학의 뱅 베니스트 교수는 물이 정보를 기억한다는 사실을 발견하고 여러 가지 실험을 하여 이를 증명했습니다. 미국의 양자물리학자 글렌 라인은 물에 정보를 입력하여 임파구의 성장을 61%나 촉진하는 실험에 성공하기도 했습니다. 물에 정보를 입력할 수 있다는 것을 학자들이 입증한 겁니다.

이와 같이 물에는 모든 생명을 번성(건강)하게 하는 정보가 입력되어 있습니다.

물이 모든 생물을 번성하게 하기 때문에 인류의 문명은 물이 풍성한 강가에서 발생했습니다. 나일 강 유역의 이집트 문명, 유프라테스·티그리스 강가의 바빌로니아 문명, 인더스 강 유역의 인도 문명,

황허 강 유역의 중국 문명 등 세계 4대 문명의 발상지는 물이 풍부한 강가였습니다.

현대에도 호숫가나 강가를 중심으로 리조트가 들어서지 물이 없는 곳에는 들어서지 않습니다. 사람의 몸은 우주와 지구의 축소판이라고 합니다.

그러면 몸에 물이 풍성할 때와 풍성하지 않을 때를 상상해보십시오. 문명지역과 비문명지역의 차이만큼이나 차이가 클 수밖에 없습니다. 세계 4대 문명은 결국 사람이 이룬 역사이고 사람은 세포로 이루어졌기 때문에 물이 많은 곳에서 사람의 세포 활동이 왕성했다는 증거입니다.

물을 많이 사용하는 가정과 적게 사용하는 가정

물을 많이 사용하는 가정과 적게 사용하는 가정에는 어떤 차이가 있을까요? 당연히 물을 많이 사용하는 가정이 주위 환경도 훨씬 더 깨끗하고 쾌적하고 위생적이고 안락하겠지요. 우리 몸도 마찬가지입니다. 수분이 부족한 세포와 수분이 풍부한 세포는 차이가 날 수밖에 없겠지요.

하나님께서 세상을 창조하시고 모든 생명을 번성(건강)하게 하라고 사명을 주신 물질은 물밖에 없습니다. 그래서 지금도 환자들이 입원하면 대부분 링거액을 먼저 주사합니다. 치료를 돕는 지름길이기 때문입니다.

어떤 물을 마셔야 하나

설악산 대청봉을 오색약수터 쪽에서 오르다보면 대청봉 정상 거의 다 가서 오른쪽에 옹달샘이 하나 있습니다. 지리산 임걸령에도 그 높은 곳에 옹달샘이 있습니다. 산짐승, 산새들도 물을 마셔야 하기 때문에 하나님께서 그 높은 산꼭대기에도 샘물을 만들어놓으신 겁니다.

옛날 시골에는 동네마다 샘이 있었습니다. 지금은 상수도나 지하수가 일반화되어 샘물을 찾아보기 힘들어졌지만 동네마다 샘이 없는 동네가 없었고 샘을 중심으로 동네가 이루어졌습니다. 하나님께서 사람을 창조하시고 에덴동산에 살게 하실 때 가장 먼저 하신 일이 샘물이 흐르게 하신 것입니다.

우리가 마실 수 있는 물에는 수돗물, 정수기 물, 끓인 물, 샘물, 우물물, 기능성 물 등 여러 가지가 있지만 에덴동산에 흐르던 물이나 옛날 시골 동네를 이루게 했던 샘물처럼 생수를 그대로 마시는 것이 가장 좋습니다.

샘물은 지하수가 지층의 변화와 압력 때문에 지표면으로 솟아오르는 물입니다. 말 그대로 솟아나는 물입니다. 우물물은 땅을 파서 억지로 지하수가 모이게 한 뒤 지상으로 퍼 올리는 물입니다.

지금 시중에는 기능성 물을 판매하는 회사도 많습니다. 페트병 하나에 몇 백 원에서 몇 만 원대 고가품까지 있습니다. 현대 과학과 접목하여 판매하는 물도 종류가 많습니다. 알칼리수, 환원수, 육각수, 지장수, 자화수, 심해수….

모든 물질은 인공적인 것보다는 자연 그대로가 좋습니다. 물도 마찬가지입니다. 세포가 싫어하는 물과 좋아하는 물을 실험실에서 연구하고 분석해서 밝힐 필요도 없습니다. 그냥 하나님께서 주신 자연적인 생수가 최고의 보배입니다.

어떤 의미에서는 모두 상술의 마법에 놀아나고 있는지도 모릅니다. 우리나라에 쌀 종류가 1,000가지도 넘는다고 합니다. 쌀의 브랜드, 즉 상술의 횡포라고 할 수 있지요. 물이 뭔지 몰라서 못 마실 사람은 없습니다. 자연적인 것이 가장 편합니다.

사람에게 가장 좋은 물은 샘물

우리나라는 국토의 70%가 산으로 이루어져 있기 때문에 웬만한 지역에서는 다 오염되지 않은 생수를 구할 수 있습니다. 생수를 길어다 마시면 운동도 되고 건강에도 유익해서 일거양득입니다. 샘물에는 우리 몸에 필요한 천연 미네랄 성분이 많이 포함되어 있습니다.

그런데 정수기는 우리 몸에 좋은 건 통과시키고 해로운 성분은 걸러주어야 하는데 아직은 그게 좀 부족합니다. 끓인 물도 생수보다 못합니다. 끓인 물로 화초를 키워 보면 어떻게 되는지 알 겁니다.

물을 많이 마시면 왜 건강에 좋은가, 알칼리수가 왜 좋은가, 육각수가 왜 좋은가, 활성산소와 물은 어떤 관계인가, 피의 PH와 물은 어떤 관계인가, 암세포는 어떤 물을 싫어하는가, 물의 의학적 효능은 무엇인가, 과학적 검증 사례는 있는가 등을 검증하는 일은 과학자들의 몫입니다. 우리는 그냥 하나님이 물더러 우리를 번성(건강)하게 하라고 하셨으니까 열심히 마시면 됩니다.

생수를 하루에 얼마만큼 마셔야 하나

여러분은 하루에 물을 얼마나 마십니까? 식사시간에 마시는 국물이나 커피나 차 종류 말고 순수한 물 말입니다. 물이 몸에 왜 필요한지는 더 얘기하지 않아도 이해했을 겁니다. 학자들은 하루에 1.5L에서 2L 정도 마시는 것이 건강에 도움이 된다고 합니다.

마시는 시간은 식사 전후 한 시간 정도는 피하는 것이 좋습니다. 위액이 묽어져 소화에 지장을 줄 수 있기 때문입니다. 적당량을 시간을 안배하여 마시다보면 습관이 되어 외출할 때도 물병을 가지고 다니게 됩니다.

물 마시는 방법

모든 것은 올바른 방법과 원리가 중요합니다. 물 마시는 방법을 모르는 사람이 어디 있겠습니까? 물 마시는 방법을 배워서 마시는 사람이 어디 있습니까? 어린아이도 다 마시는 게 물이지요. 그러나 목마를 때 마시는 방법과 건강과 치료를 위해 마시는 방법은 전혀 다릅니다.

가끔 약수터에서 물 마시는 분들을 보면 한 바가지 받아서 벌컥벌컥 마십니다. 산을 오르느라 목이 말라서 그러기도 하겠지만 이렇게 마시는 물은 건강이나 치료와는 거리가 멉니다. 그건 일상적으로 물을 마시는 방법입니다. 그렇다면 건강과 치료를 위해 물을 마시는 방법은 어떻게 다를까요?

'물아, 하나님께서 너보고 나를 번성(건강)하게 하라고 하셨으니 내 몸 안에 들어가서 모든 세포를 번성(건강)하게 하라.' 이렇게 속으로 중얼거리면서 마십니다. 삼복더위에 호박잎이 더위에 지쳐 축 늘어져 있다가 소나기가 한 줄기 지나가면 생생하게 살아나듯 세포가 물의 좋은 기운을 흡수하여 생생하게 살아나는 모습을 상상하며 마십니다.

지금까지 이렇게 물을 마셔본 적이 있습니까? 아무 생각 없이 목말라서 마시는 물과 천지차이지 않습니까? 이때 마시는 물은 단순한 물이 아니고 세포를 번성(건강)하게 하기 위한 보약이 됩니다.

실개천에 물이 적게 흘러갈 때는 바닥에 여러 가지 오물이나 부유물이 가라앉아 있기 때문에 개울이 지저분합니다. 그러나 수량이 풍부하면 다 씻겨 내려가서 깨끗합니다. 물을 많이 섭취하면 혈관을 비롯하여 모든 체액이 흐르는 통로가 깨끗할 수밖에 없고 따라서 세포도 건강할 수밖에 없습니다.

이런 모습을 상상하며 물을 마십니다. 물 한 모금 마시는 자세부터 달라집니다. 얼마나 진지하고 정성스러운 자세입니까? 동양란을 키우다보면 1년 동안 물만 주는데도 싱싱하게 잘 자랍니다. 금붕어도 마찬가지입니다.

물에는 아직까지 우리가 모르는 신비로운 요소가 들어 있는 것이 분명합니다. 인체 세포는 70~85%가 수분으로 이루어졌답니다. 이론적으로 보면 건강한 물만 마셔도 몸의 70~85%는 건강하다는 것이지요. 건강한 샘물을 많이 마시기만 해도 건강의 70~85%는 보장되는 겁니다.

물만 먹여서 3,000명이 넘는 환자를 치료한 의사

런던 대학 세인트메리병원 의과대학을 졸업한 F. 뱃맨겔리지라는 이란 출신 의사가 있습니다. 그는 1979년 이슬람혁명 당시 정치범으로 체포되어 이란 에빈 교도소에 수감되었습니다. 어느 나라, 어느 문화권이나 혁명 체제에서는 목숨이 왔다 갔다 하는 것이 현실인데 그라고 다를 바는 없었겠죠.

수감생활 중 그가 의사라는 사실을 알고 많은 환자들이 그를 찾아왔습니다. 그러나 혁명의 와중에 교도소에서 할 수 있는 일이 뭐가 있겠습니까? 그래서 그는 궁여지책으로 교도소에서 할 수 있는 비방을 사용했습니다.

그런데 놀랍게도 그를 찾아온 수감자들 중 스트레스로 소화성 위궤양에 시달리던 3,000여 명이 넘는 사람들이 그의 처방으로 완치되었습니다. 그가 내린 처방은 물을 많이 마시라는 것이었습니다.

그는 물이 인체에 미치는 연구를 계속해 나름대로 노하우를 확보한 뒤 교도소장에게 면담을 요청했습니다. 그는 "나는 반혁명죄로 수감되었으니 종신형 아니면 사형을 받을 것이다. 그러나 이 연구만은 누군가가 이어갔으면 좋겠다"라고 말하며 연구 결과를 소장에게 넘겨주었습니다.

교도소장은 여기저기 알아본 결과 정말 소중한 연구 결과라는 걸 알게 되어 그가 계속해서 연구할 수 있도록 진정과 탄원을 했습니다. 노력이 헛되지 않아 그는 감형되었고 결국 석방되어 연구를 계속할 기회가 주어졌습니다.

그런데 놀라운 것은 정작 주인공인 뱃맨겔리지는 교도소에서 나가지 않겠다는 겁니다. 교도소장이 우리가 당신이 연구를 계속할 수 있도록 백방으로 노력해서 석방될 수 있도록 했는데 안 나가겠다는 게 말이 되느냐고 하자 그는 "내가 밖에 나가서 환자들에게 물을 많이 마시라고 하면 누가 내 말을 따르겠는가. 교도소 안에서는 도저히 다른 방법이 없으니까 내가 물을 많이 마시라고 해도 내 말을 듣겠지만 밖에 나가면 누가 내 말을 듣고 물 처방을 받아들이겠는가? 이 교도소야말로 최고의 연구실이니까 나를 좀 더 있게 해달라"라고 했습니다.

그는 자청해서 교도소 생활을 연장하면서까지 물과 건강의 상관관계를 연구하여 《물: 건강과 치료와 생명(Water: For Health, for Healing, for Life)》이라는 책을 쓰기도 했습니다.

지구상에 모든 생물을 포함해서 우리 몸의 세포를 번성(건강)하게 할 수 있는 물질은 오직 물밖에 없습니다. 피를 맑고 깨끗하게 할 수 있는 바이탈 에너지 건강법의 하나가 샘물을 많이 마시는 겁니다. 물을 많이 마시는 것은 세포를 번성(건강)하게 하는 지름길입니다.

병을 치료하는 샘물

프랑스 남서부 지역 피레네 산맥에 있는 마사비엘 동굴의 루르드 샘물은 환자를 치료하는 약수로 유명합니다. 인구가 1만 명 정도 되는 도시에 1년에 무려 500만 명이 몰린다니 얼마나 놀라운 일입니까? 1858년 발견된 이후 지금까지 7,000여 명이 치유되었으며 이 샘물에 관한 연구 논문만도 3,000편이 넘을 정도입니다. 교황청에서 정식으로 인정한 기적 건수만 67건이나 된다고 합니다.

학자들의 연구에 따르면 이 샘물에는 게르마늄 성분이 다른 샘물보다 상대적으로 많이 함유되어 있다고 합니다. 이 성분이 치료에 어떤 영향을 미친 것이 아닐까 짐작해보지만 꼭 그렇지만은 않은 것 같습니다. 우리나라의 한 약수는 게르마늄 성분이 루르드 샘물보다 250배나 더 함유되어 있는데도 그런 기적이 나타나지 않았거든요. 이 샘물을 마시면 병이 낫는다는 강력한 믿음이 환자의 병을 치료한 것으로밖에 설명할 수 없습니다.

지하수가 지표면으로 솟아나올 때 어떤 광물 사이를 거쳐 흘러나오느냐에 따라 물속에 함유된 광물 성분이 차이가 나게 됩니다. 게르마늄 약수, 탄산 약수, 염분 약수, 철분 약수, 유황 약수라고 불리는 것은 바로 이 때문입니다. 또 그 광물의 효능에 따라 피부에 좋은 약수, 위장에 좋은 약수, 간장에 좋은 약수로 분류하기도 합니다.

약수 자체로도 건강에 도움이 되는 것이 분명하지만 그보다 더 중요한 것은 환자 자신의 믿음입니다. 이 약수를 정성껏 마심으로써 건강이 좋아질 거라고 믿고 마시는 것과 막연하게 마시는 것은 천지차이가 날 수밖에 없기 때문입니다. 그래서 플라시보 효과가 있고 노시보 효과가 있는 것이지요.

09

천일염의 신비로운 비밀

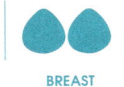

BREAST

천일염은 보물 덩어리

　물 이야기만 하면 너무 싱거우니까 이제 소금 이야기를 할까 합니다. 천일염이 식품으로 인정받은 것은 몇 년 되지 않았습니다. 얼마 전까지만 해도 천일염은 광물로 분류되어 지식경제부 관리 아래 있었습니다.

　그래서 모든 식품제조 공장에서는 천일염이 식품이 아니고 광물이기 때문에 사용하지 못하고 정제염이나 제제염을 사용했습니다. 몇 년 전 국회에서 식품으로 분류하여 농림수산식품부로 이관되면서 비로소 천일염이 식품이 된 겁니다.

성경에서는 사람이 진흙으로 만들어졌다고 합니다. 그럼 진흙만 가지고 만들었을까요? 물이 있어야 진흙을 반죽합니다. 창조 당시 진흙을 반죽하려면 어떤 물을 사용했을까요? 그 당시 지구에 물이라고는 바닷물밖에 없었기 때문에 사람 몸의 70~85%인 수분은 당연히 바닷물 성분이었겠지요. 그래서 사람 몸에서 나온 모든 수분은 찝찔합니다. 피도 그렇고 땀도 그렇고 눈물도 그렇습니다.

인체의 수분 함량은 70~85%인데 그중에 염분 함량은 0.9%로 바닷물의 염도와 같습니다. 그러니까 인간은 바닷물로 만들어졌다고 보는 거지요. 인체 성분 또한 바닷물 성분과 같습니다. 염도 0.9%인 바닷물에는 천연 미네랄 성분이 여러 가지 함유되어 있기 때문에 거기서 채취한 천일염에도 미네랄 성분이 똑같이 함유되어 있습니다.

천일염의 주성분인 염화나트륨, 마그네슘, 칼슘, 칼륨, 인, 구리, 망간, 아연, 철 등 미네랄 성분은 정제염이나 제제염에는 없습니다. 정제염이나 제제염에는 염화나트륨만 99% 가까이 들어 있습니다. 그러니 소금이 아니고 염분입니다. 그런데 우리 몸에는 염분이 필요한 게 아니라 소금이 필요합니다. 소금에서만 섭취할 수 있는 천연 미네랄 성분 말입니다.

피는 맛이 약간 짭짤합니다. 소금 맛이 있기 때문입니다. 피의 주성분은 적혈구입니다. 그래서 붉은색을 띱니다. 이 적혈구 형성에 도움이 되는 헬퍼(helper)가 소금입니다. 위장에서는 소화액을 형성합니다. 그래서 짭짤한 젓갈 종류의 반찬을 밥도둑이라고 합니다.

배추를 소금에 절이면 부드러워집니다. 삼투압 작용 때문입니다. 몸이 뻣뻣하게 굳어 있는 모습과 부드럽고 유연한 모습을 상상해보십시오. 혈관이 딱딱한 것과 부드러운 것을 상상해보십시오.

마땅히 가지고 놀 장난감이 없던 어린 시절 돌멩이를 가지고 놀다가 머리에 돌멩이를 맞아서 상처가 났을 때 할머니께서 된장을 바른 뒤 싸매주면 탈도 안 나고 상처가 잘 아물었습니다. 된장에 함유된 소금의 치유력 때문입니다.

소금은 영하 20도에서도 얼지 않습니다. 빙점 강화 능력이 있기 때문입니다. 추위를 이겨내는 능력이 강하다는 겁니다. 염장류 음식은 몇 년 동안 보관할 수 있습니다. 천일염이 가지고 있는 방부 멸균 발효 기능 때문입니다.

추어탕을 요리할 때 천일염만이 미꾸라지를 깨끗하게 씻어냅니다. 강력한 세척력과 소독력, 해독력이 있기 때문입니다. 상하기 쉬운 음식의 하나인 굴에 소금만 뿌려놔도 상하지 않습니다. 강력한 방부 기능 때문입니다.

천일염으로 만든 음식을 먹고 나면 변에서 고약한 냄새도 나지 않습니다. 변에서 고약한 냄새가 나는 것은 장내 이상 발효, 즉 부패한 성분 때문인데 천일염은 부패를 막아줍니다. 소금은 또한 껍질을 벗겨 놓은 사과의 변색을 막아주는데 소금이 산화를 방지하기 때문입니다. 몸이 늙는다는 것은 곧 몸이 산화되어간다는 의미입니다. 이것을 막아주는 성분이 천일염에 있습니다.

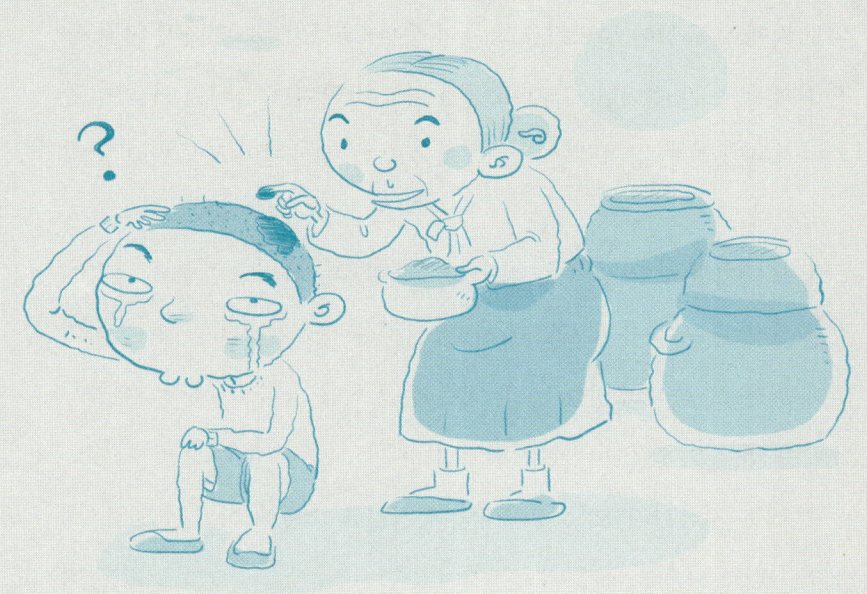

| 마땅한 약이 없던 시절에는 된장도 훌륭한 의약품이었다. |

음식을 감칠맛 나게 하는 맛 중의 맛이 천일염의 맛입니다. 인류가 최초로 맛을 본 것은 소금 맛입니다. 양수 말입니다. 모든 맛의 기본은 소금 맛입니다. 정자 성분에도 소금 성분이 함유되어 있답니다.

스테이크를 만들 때 아무 양념도 하지 말고 천일염만 뿌리면서 구워보십시오. 육질이 부드럽고 육즙이 풍부하고 맛이 느끼하지 않고 깔끔한 것을 느낄 겁니다. 고기 표면에 이상한 막이 형성되어 육즙이 빠져나가지 못하게 감싸주니까 육즙이 풍부하고 육질이 부드럽고 맛이 진합니다.

밥도둑이라는 말을 들을 정도로 소화를 촉진하고, 적혈구 형성에 도움을 주고, 음식을 부드럽게 하고, 상처를 빠르게 치료하고, 음식의 발효를 돕고, 음식의 맛을 내고, 방부 멸균 작용을 하고, 세척·해독·소독을 하는 미네랄이 바로 천일염입니다.

우리는 지금까지 보물 덩어리인 천일염을 소홀히 하고 정제염, 제제염, 맛소금, 꽃소금에 익숙해져버렸습니다. 지금도 늦지 않았습니다. 식탁에 천일염을 꼭 두십시오. 천일염만이 줄 수 있는 혜택을 세포가 누릴 수 있게 해주십시오.

왜 심장에는 암이 거의 발병하지 않나

장기와 신체 각 부위에는 암세포가 언제라도 생겨날 수 있습니다.

그런데 특이하게도 심장에는 암세포가 잘 생겨나지 않습니다. 암이 생긴다 해도 심장이 원발부가 되어 심장 자체에서 암세포가 생겨나기보다는 다른 원발부에서 전이된 경우가 많습니다. 이 경우에도 건강한 상태에서는 거의 발병하지 않고 건강이 기울어지고 난 다음 나타납니다.

인간에게 발생하는 암이 심장의 발병률만큼만 낮아져도 암은 공포의 대상이 아닐 겁니다. 심장의 암 발병률이 왜 낮은지에 대해서는 정답이 나와 있지 않습니다. 이런저런 설만 있을 뿐입니다. 그러나 현상적으로 한 가지 추론해볼 수는 있습니다.

심장의 다른 이름 염통

심장의 다른 이름은 염통(鹽筒)입니다. 염통은 우리말로 소금통이라는 말입니다. 그래서 장기 가운데 짠맛이 가장 강한 부분이 심장입니다. 많은 혈액이 항상 모여 있으니까요.

그런데 옛날부터 심장을 염통이라고 했을 때는 당연히 천일염을 의미했지 요즘 같은 정제염이나 제제염을 의미하지는 않았을 것입니다. 즉 심장은 천일염 성분이 가장 많이 고여 있는 장기라는 뜻입니다.

천일염에 풍부하게 들어 있는 천연 미네랄 성분이 장기에서 어떤 생화학적 반응을 일으켜 세포를 건강하게 하는지 그 메커니즘은 알 수 없습니다.

하지만 천일염의 기능으로 봤을 때 방부, 살균, 발효, 조혈, 소화기능 강화, 사과의 변색 방지, 채소나 음식의 맛을 감칠맛 나게 하는 독특한 성분이 분명 세포에 도움이 많이 되기 때문에 암 발병률이 낮은 것이 아닐까 추측해볼 수 있습니다

신선한 혈액을 가장 많이 공급해주는 장기

심장은 신체의 구석구석까지 혈액을 공급해주는 장기이지만 자기 자신에게도 혈액을 공급하는 장기입니다. 그러다보니 태중에서 심장이 생겨나면서부터 그 기능이 다할 때까지 평생 동안 양질의 혈액이 가장 많이 고여 있는 장기입니다.

간을 통하여 혈액으로 공급된 영양분과 폐를 통하여 혈액으로 공급된 산소를 가장 신선한 상태에서 가장 먼저 공급받는 장기가 바로 심장입니다. 심장은 영양분과 산소가 가장 풍성하고 원활하게 공급되는 장기입니다. 즉 암세포가 가장 싫어하는 요소를 장기 중에서 제일 많이 소유하고 있는 장기라는 겁니다.

그래서 암 발병률이 가장 낮은 장기가 심장이 아닐까 생각하는 것입니다. 그렇다면 모든 장기에 심장과 같은 환경이 갖추어진다면 심장만큼이나 암 발병률도 낮아지지 않을까 생각하는 것도 무리는 아니지요.

심장과 똑같은 조건에서 암세포를 배양한다면

암세포가 발견된 이후 전 세계가 암세포를 잡으려고 해마다 우리나라 예산보다 더 많은 액수를 쏟아 부으며 몸부림하지만 아직까지 요원하기만 합니다. 지난 40년간 미국에서 암세포를 잡으려고 집행한 예산이 무려 220조에 이릅니다. 그래도 암세포는 여전히 건재합니다.

이 녀석은 얼마나 영리한지 위에 있는 암세포를 잡으려고 하면 난데없이 뼈로 도망가고, 뼈에 있는 녀석을 쫓아가면 뇌로 도망가서 도대체 잡을 방법이 없습니다.

여기서 한 가지 제안을 해봅니다. 신체 장기 중에서 암 발병률이 가장 낮은 심장의 조건과 동일한 조건을 갖추어 암세포를 배양한다면 어떤 결과가 나올까요? 누군가가 이 실험을 해봤으면 좋겠습니다. 반드시 새로운 변화를 발견하지 않을까요? 이론적으로는 말입니다.

생겨난 암세포를 잡으려고만 하지 말고 암세포가 잘 자리 잡지 못하는 조건을 만들어보는 겁니다. 옛날에 쥐를 잡으려고 쥐약을 많이 놓았습니다. 그래도 쥐들은 곡식을 축내고 가정집 천장에서 달리기를 했습니다.

국가적으로 쥐 잡는 날을 정하기도 하고 학생들에게 쥐를 잡아서 등교할 때 쥐꼬리를 내도록 하기도 했습니다. 군대에서 사병들에게 쥐꼬리 목표량을 부여하기도 했습니다.

그런데 요즘은 어떻습니까? 건물이 옛날같이 쥐가 구멍을 낼 수 있는 흙 건물이 아니고 콘크리트나 철제 건물이기 때문에 쥐들이 접근할 수 없습니다.

　방앗간이나 곡식 창고에 쥐가 수십 마리씩 살고 있는 게 다반사였는데 지금은 쥐가 있는 창고는 거의 없습니다. 애당초 쥐가 자리를 잡을 수 없으니까요.

　쥐를 암세포라 생각하고 세포를 창고라 생각하면 이론상으로는 그럴듯하지 않습니까? 아직 이런 실험을 해보았다는 말은 들어보지 못했습니다. 누군가 연구를 해보았으면 좋겠습니다.

10

4청이란 무엇인가

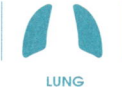

장청(腸淸)

사람의 장은 십이지장이 25~30cm이고, 소장이 6.7~7.6m, 대장이 1.5m여서 전체 길이가 8.45~9.40m 됩니다. 우리가 섭취하는 모든 음식물은 장을 통하여 소화·흡수·배설이 이루어집니다. 이 장을 통하여 모든 세포와 근육 그리고 몸 전체에 에너지가 공급됩니다.

장의 내면에는 미세한 손가락같이 생긴 융모(絨毛)가 돋아 있습니다. 장은 흡수한 음식물을 배설하기 위해 파도처럼 연동운동을 계속합니다. 우리가 정상적인 먹을거리로 식사를 하고 정상적인 마음가짐으로 살아간다면 장 또한 정상적인 건강을 유지할 텐데 모든 생활이 정상 생활에서 빗나가다 보니 장의 건강 상태도 정상에서 빗나가게 됩니다.

장에는 몸에 이로운 유익균과 해로운 유해균이 수없이 많이 살고 있습니다. 하지만 유익균과 유해균이 균형을 유지하기 때문에 장이 건강한 것입니다. 여러 가지 원인으로 이 비율이 깨지면 장의 건강도 잃게 됩니다.

장은 기름기가 많은 음식, 자극적인 음식, 가공식품, 공해식품, 인공조미료, 지나친 육식 등으로 시달립니다. 그러다 보면 장에는 유익균보다 유해균이 많아지게 되고 여러 가지 독소가 발생합니다. 이것이 혈류를 타고 몸 안에 흡수되어 건강을 해치게 됩니다. 옛날 사람들이 장수하려면 소식해야 한다, 장수하려면 장이 깨끗해야 한다고 한 것은 바로 이 때문입니다.

장의 건강을 위한다는 유산균 제품이 많이 나와 있습니다. 그러나 유산균 제품이 아니라도 장을 얼마든지 건강하게 할 수 있습니다. 4청 5정 건강법을 따르는 것입니다.

장이 건강한지 건강하지 않은지 알 수 있는 가장 확실한 방법이 있습니다. 구태여 건강진단을 받을 필요도 없습니다. 대변 상태를 보면 됩니다. 화장실에서 볼일을 본 뒤 휴지로 닦았는데 휴지에 아무것도 묻지 않고 깨끗한 적이 있을 겁니다. 이것이 바로 장이 깨끗하고 건강하다는 것을 보여주는 증거입니다.

어린이들의 기저귀를 갈아주다보면 기저귀에 아무것도 묻지 않고

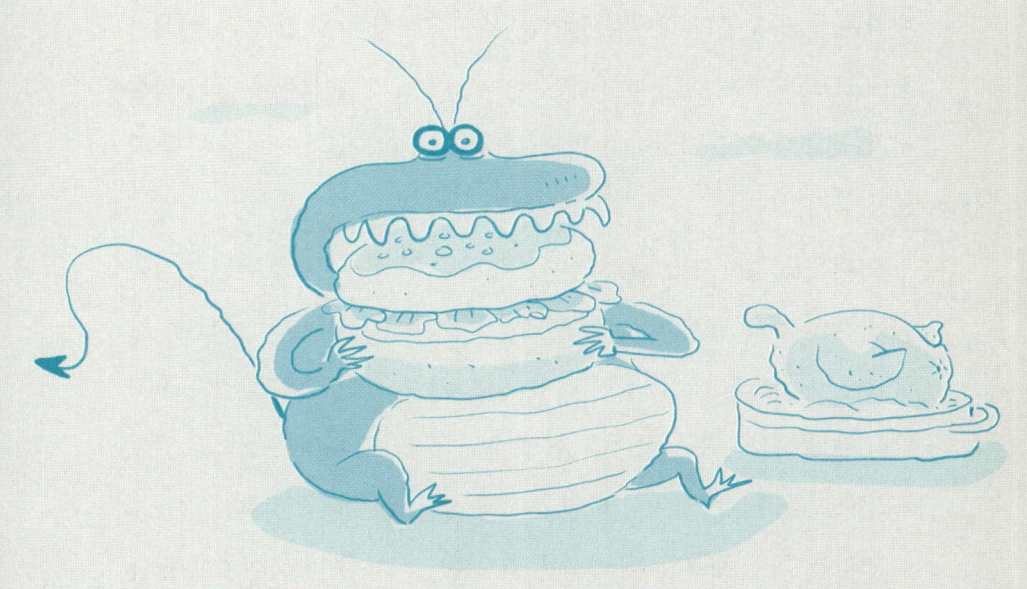

| 가공식품, 기름진 음식, 인스턴트 등을 자주 먹으면 장의 건강을 해친다. |

대변이 깨끗하게 굴러 떨어지는 때가 있습니다. 이때 어린이의 건강은 가장 양호합니다.

장이 깨끗하고 건강하면 변의 횟수도 일정하게 되어 있습니다. 새벽부터 아침식사 전까지는 대장 운동이 활발해서 대변을 밖으로 밀어내려는 생리 운동이 장에서 일어납니다. 그래서 하루 한 번 아침식사 전에 대변을 보는 것은 아주 좋은 현상입니다. 변을 보는 시간도 일정하지 않고 횟수도 일정하지 않고 상태도 일정하지 않으면 장이 좋지 않은 증거입니다.

여러분은 혹시 대변 굵기가 예전과 달리 많이 가늘어졌다는 생각을 해본 적이 있습니까? 또 변의 상태가 항상 일정하지 않고 굵었다, 가늘었다, 설사했다, 묽었다 한 적이 있나요? 이 또한 장의 상태가 좋지 않을 때 나타나는 현상입니다. 화장실을 다녀와도 뒤가 시원하지 않고 묵직하고 불쾌감이 남아 있다면 그것도 좋지 않은 증상입니다.

건강 상태를 체크할 때 쾌변을 주장하는 이유가 바로 여기에 있습니다. 4청 5정 건강법은 이 모든 점을 해결해줍니다. 장의 청결도와 건강 상태를 확인할 수 있는 방법은 배변 시간과 횟수나 상태가 일정한가, 화장실을 다녀오면 기분이 상쾌한가를 보면 금방 알 수 있습니다.

만병의 근원 숙변

장은 길이가 8.45~9.40m나 되는데 이 장이 직선으로 곧은 것이 아니고 구불구불 굴곡이 있고 내면도 울퉁불퉁하기 때문에 장에 들어간 음식물이 다 빠져나가는 데는 무려 12~24시간이 걸립니다.

우리가 구불구불하고 울퉁불퉁한 장을 잘 빠져나갈 수 있는 식사를 하고 장의 연동운동을 촉진할 수 있는 식사를 하면 장에 찌꺼기가 남지 않고 내용물이 시원하게 빠져나갈 텐데 그렇지 못한 식생활을 오래 하다 보니 장에 음식물 찌꺼기가 쌓여서 숙변이 됩니다.

대변에서는 고약한 냄새가 날 때가 많은데 그런 내용물이 오랫동안 장에 쌓여 있다는 상상을 해보십시오. 어떤 기분이 드십니까? 여기서 발생하는 가스와 독소가 몸 안에 흡수되기도 한다는 것을 생각해보십시오. 그때는 또 어떤 생각이 드십니까? 사람에 따라서 차이는 있지만 장에 쌓여 있는 숙변의 양은 5~10kg에 이르는 경우도 있답니다.

장을 청결하게 하는 방법

장을 청결하게 하려면 숙변을 제거하고 식사를 제대로 해야 합니다. 요즈음 시중에 숙변 제거 식품이나 약품이 여러 종류 나와 있습니다. 공신력이 있는 제품을 구입하여 사용하면 숙변 제거에 도움이 많이 될 것입니다.

그러나 식사만 제대로 하면 장에 숙변이 쌓여 있다 할지라도 빠져나가게 되고 숙변이 정체되지도 않습니다. 올바른 식사에 대해서는 다음 장에서 자세하게 말씀드리겠습니다.

금식하는 방법

바이탈 에너지 건강법에서는 금식을 매우 효과 있는 방법으로 강조합니다. 금식함으로써 몸에 쌓여 있는 독소가 빠져나가고 신진대사가 왕성해지며 치료 효과가 극대화되는 것을 수많은 사례에서 확인했습니다.

산란하는 닭을 일정 기간 금식시키면 산란율이 높아지기도 하고 금식기간에는 감기도 걸리지 않을 정도로 면역력이 높아집니다. 이 내용은 금식기도를 다룬 장에서 자세히 다루겠습니다.

혈청(血淸)

사람의 피는 곧 생명입니다. 그래서 성경에는 피를 먹지 말라는 말씀이 있는데 그것은 생명이 하나님께 속한 것이기 때문에 함부로 하지 말라는 것입니다. 우리 몸에는 피가 자기 몸무게의 1/12~1/13 들어있답니다. 그러니까 몸무게가 60kg인 사람은 피가 5L 정도 되겠지요. 피는 몸 안에서 하는 일이 수 없이 많지만 먼저 호흡을 통하여 들어온 산소를 세포에 공급하고 발생된 탄산가스를 밖으로 배출할 수 있도록 폐로 운반합니다.

피는 여러 가지 영양분과 체액을 세포 구석구석까지 공급하고 노폐물을 실어다 버리는 일을 합니다. 몸에 침투한 모든 해로운 물질과 병균을 물리치는 일도 피가 맡아서 합니다. 이렇게 중요한 일을 하기 때문에 피는 곧 체질을 결정합니다.

피가 맑고 깨끗한 사람은 평생 병에 걸리지 않고 건강하게 살아가지만 피가 탁하고 깨끗하지 못한 사람은 평생 병을 몸에 달고 삽니다. 심하면 암을 비롯한 각종 성인병이 자리 잡게 됩니다. 피만 깨끗하면 모든 병과 무관하게 됩니다.

아무것에도 오염되지 않은 어린아이의 피는 아주 맑고 깨끗하고 신선합니다. 그래서 어린아이의 피에 암세포를 배양해보면 암세포가 하나도 살지 못한답니다.

병을 고치려고 한다면 피를 맑게 해야 합니다. 천하의 불치병인 암도 피만 맑고 깨끗하게 한다면 몰아낼 수 있습니다.

암세포가 제일 싫어하는 것이 있는데 그것은 바로 산소입니다. 그래서 암세포를 혐기성 세포라고 합니다. 산소가 풍부하게 함유된 피는 맑고 깨끗한 선홍색이지만 산소가 부족한 피는 색깔이 검붉고 탁하지 않습니까? 산소가 풍부하게 함유된 맑고 깨끗한 피가 세포마다 순환하면 암세포는 자연스럽게 소멸됩니다.

피가 깨끗하면 어떤 병원균도 체내에 자리 잡지 못하고 사라져버립니다. 그런데 어떻게 피를 맑고 깨끗하게 할 수 있을까요? 몸 안의 모든 피를 전부 뽑아서 어린아이 피처럼 맑고 깨끗하게 정화한 후 다시 집어넣을 수 있으면 좋으련만 아직 그런 방법이 없습니다. 피를 탁하게 하는 주된 원인은 잘못된 식생활과 오염된 마음가짐입니다.

피를 맑게 하는 방법은 정식(正食: 올바른 식생활)과 정심(正心: 올바른 마음가짐)이 결정합니다. 이 세상에서 피를 정화할 수 있는 방법은 오직 한 가지 4청 5정 건강법밖에 없습니다.

심청(心淸)

마음이 청결하면 하나님도 볼 수 있다고 성경에서는 말합니다. 즉 하나님과 정면으로 통할 수 있다는 말입니다. 천국도 마음이 청결한 자만이 갈 수 있다고 했습니다.

무릇 지킬 만한 것보다 네 마음을 지키라. 생명의 근원이 이에서 남이니라
(잠언 4:23)

마음에 생명의 근원이 있다는 말씀입니다. 이 말을 들어보니까 어떤 생각이 듭니까? 지금까지 단 한번이라도 마음을 지키려고 해본 적이 있습니까? 건강을 지키기 위해 병원이 있고, 돈을 지키기 위해 금고가 있고 은행이 있습니다. 그렇다면 마음은 무엇으로 어떻게 지킬 수 있을까요? 마음을 지키는 방법을 알아야 지킬 수 있겠지요.

무엇이 나오는지 마음을 한번 쏟아보십시오. 미움, 시기, 질투, 분노, 증오, 불만, 원망, 염려, 탐욕, 거짓, 교만, 음란… 별게 다 쏟아져 나올 겁니다. 무엇이든 쌓이면 부패합니다. 날마다 마음을 청소해서

쏟아내야 합니다. 아무리 쏟아내도 쌓이게 되고 또 쌓이게 되는 것이 마음의 그릇입니다. 그러니 무슨 수로 지킬 수 있겠습니까?

세상 모든 일은 방법을 알면 간단합니다. 마음도 지키는 방법이 있습니다. 마음이 본래 제 마음이 아니면 그것이 곧 병든 마음이고 마음이 병들면 고칠 방법이 없습니다.

> 사람의 심령은 그 병을 능히 이기려니와 심령이 상하면 그것을 누가 일으키겠느냐?(잠언 18:14)

사람의 마음은 능히 그 병도 이길 수 있지만 마음이 병들면 병을 이길 방법이 없다는 말입니다. 그것은 하나님도 방법이 없습니다. 그래서 4청 5정 건강법에서는 "불치의 병은 없다. 불치의 마음이 있을 뿐이다"라고 합니다. 병을 고치기 전에 마음을 먼저 고쳐야 합니다.

마음이 고쳐지지 않으면 병은 절대로 고칠 수 없습니다. 마음을 건강하게 고치는 방법이 바로 마음을 청결하게 하는 것입니다. 청결한 마음에는 병이 틈 탈 수 없습니다. 청결한 마음은 어떻게 가능할까요? 올바른 마음자세, 즉 정심(正心)이 있어야 합니다.

마음이 탁하면 피가 탁해집니다. 피가 탁해지면 혈액순환이 잘 안 됩니다. 혈액순환이 잘 안 되니까 면역성이 떨어지고, 면역성이 떨어지니까 각종 질병에 잘 걸리게 됩니다. 이 문제는 다음 장에서 더 자세히 다루겠습니다.

영청(靈淸)

장청, 혈청, 심청은 들어볼 수 있는 말이고 따라서 이해가 되지만 영청이라는 말은 쉽게 들을 수 없는 말이고, 이해가 잘 안 되는 말입니다. 여러분이 인정하든 하지 않든 사람은 누구나 다 영(靈)을 가지고 있습니다. 그러므로 사람은 영적인 존재입니다. 육이 육적인 지배를 받듯이 영은 영적인 지배를 받습니다. 사람은 본래 그 영이 하나님에게서 왔습니다.

> 여호와 하나님이 흙으로 사람을 지으시고 생기를 그 코에 불어넣으시니 사람이 생령(生靈)이 된지라(창세기 2:7)

흙으로 사람을 지으시고 영을 주셨기에 살아 움직이고 활동하는 생명체가 된 것입니다. 그래서 사람이 죽게 되면 온몸은 흙에 묻히고, 하나님께서 보내주신 영은 하나님께로 돌아갑니다. 사람이 죽으면 돌아가셨다고 하는데 이것이 무슨 말인지 압니까? 돌아갔다는 말은 본래 있던 자리를 찾아갔다는 것입니다. 언제부터 이 말을 사용한 줄 압니까? 구약성경 창세기 때부터입니다.

> 너는 흙이니 흙으로 돌아가야 할지니라(창세기 3:19)

하나님께서 그렇게 하셨기에 사람의 운명은 그렇게 됩니다. 흙은 흙의 세계로 돌아가고 영은 영의 세계로 돌아갑니다. 영의 세계가 어디입니까? 영의 주인이신 하나님의 세계입니다. 그러므로 영은 본래 주인이신 하나님의 지배를 받고 살아갈 때 비로소 영청(靈淸)이 이루어질 수 있습니다.

하나님의 지배를 받고 산다는 것이 무엇입니까? 하나님께 순종하는 삶을 의미합니다. 하나님께 순종하는 삶이 구체적으로 어떤 삶일까요? 기독교 신앙을 받아들이는 것, 즉 예수님을 믿는 것을 말합니다.

여러분이 4청 5정 건강법을 따르려면 반드시 기독교를 믿어야 합니다. 그래야만 그 비법을 받아들일 수 있지 예수님을 믿지 않고 어떻게 예수님 말씀대로 할 수 있겠습니까? 보이지 않는 영을 어떻게 믿을 수 있느냐고 하는 분들도 있습니다. 그런 분들을 위해서 영의 세계를 보여드리겠습니다.

사람이 이 땅에서 살다가 죽으면 몸은 흙으로 돌아가고 영은 영계로 돌아간다고 했습니다. 영이 돌아가는 세계는 천국 아니면 지옥입니다. 예수님을 믿는 사람의 영은 천국으로 돌아가고, 예수님을 안 믿은 영은 지옥으로 갑니다.

너 자신을 알라

델피 신전에 새겨진 이 말을 소크라테스가 자주 사용했기 때문에 사람들은 이 말을 소크라테스가 한 것으로 알고 있습니다. 그러나 소크라테스가 자신의 무엇을 알라고 한 말인지 아는 사람은 거의 없습니다. 너 자신을 알라는 말은 너 자신이 영적 존재라는 것을 알라는 것입니다.

그 당시 그리스 철학자들은 우주의 원리에 관심을 두었고 우주의 원리를 철학의 주제로 삼았는데 소크라테스가 처음으로 인간의 내면세계에 관심을 갖게 되었고, 그로써 그는 영적 철학의 시조가 되었습니다. 기원전 4~5세기에 살았던 동시대 인물인 히포크라테스도 이 점에 관심을 가졌습니다.

히포크라테스 의학은 고대 그리스 치료 전통에서 시작되었는데 고대 그리스 사람들은 치료가 기본적으로 영적 현상이며 신과 관계되었다고 보았습니다.

천국과 지옥은 있습니다. 여러분이 천국과 지옥을 믿을 수 없다면 믿을 수 있는 방법이 있습니다. 우선 이렇게 실험을 해보십시오.

"하나님, 나는 영(靈)이 있다는 것도 안 믿고 지옥이 있다는 것도 안 믿으니 나와 내 가족 모두가 죽으면 우리 영(靈)을 다 같이 지옥으로 보내주십시오."

아침에 한 번, 저녁에 한 번 하루에 두 번만 이렇게 해보십시오. 무슨 기분 나쁜 소리를 하느냐고요? 실체도 없다고 하면서 왜 기분이 나쁩니까? 인정하지 않으니 나쁘고 좋고 할 것도 없지요. 그러나 누구 한 사람도 그렇게 못합니다. 아무리 해보려고 해도 내 영이 그것을 거부하니까 못하는 겁니다.

세상 모든 것에는 질서가 있듯이 영에는 영계의 질서가 있습니다.

따라서 영계의 질서를 따라서 살아야만 영계가 청결해집니다. 악령(어두움의 영, 사탄)의 지배를 받고 살면 영계는 청결해질 수 없고, 하나님의 영의 지배를 받고 살면 영계는 청결해질 수밖에 없는 것이 영계의 질서입니다.

영이 청결해야 마음이 청결해지고 마음이 청결해야 피가 청결해집니다. 세계보건기구(WHO)에서도 사람의 건강을 정의할 때 지금까지는 육체적이고 정신적인 분야만 건강하면 이상이 없는 것으로 보았지만 이제는 건강을 정의하는 데 영적인 면을 포함시키기로 했습니다. 세계보건기구가 영적인 세계를 인정하게 된 것입니다. 그러므로 신체의 건강, 마음의 건강, 영적인 건강이 함께 이루어져야 완벽하게 건강한 것입니다.

11

5정이란 무엇인가

STOMACH

정식(正食)

장이 청결하고 혈액이 청결하기 위해서는 먼저 바른 먹을거리를 먹어야 합니다. 아무렇게나 먹으면서 장이 청결하고 혈액이 청결하려고 하는 것은 콩 심은 데서 팥을 거두려고 하는 것만큼이나 어리석은 일입니다.

어떤 음식을 어떻게 먹느냐에 따라 장에 숙변이 쌓이느냐 쌓이지 않느냐가 결정되고, 무슨 음식을 어떻게 먹느냐에 따라 사람의 혈액이 결정됩니다. 4청 5정 건강법에 따른 바른 먹을거리를 말씀드리겠습니다.

자연 생채식의 효능

자연생식, 채식

앞에서 말씀드린 것처럼 하나님께서 사람들에게 주신 먹을거리는 100% 채식입니다. 씨 맺는 열매와 채소를 하나님께서 먹을거리로 사람에게 주셨습니다.

사람들이 맨 처음 지구에 살기 시작했을 때는 모든 생명체가 먹을거리를 있는 그대로 먹는 생식(生食)을 했습니다. 인류가 불을 사용하게 된 시기가 지금부터 40만~50만 년 전인데 그 전에는 모두 생식을 했습니다.

그러니까 본래 창조의 모습으로 돌아간다면 모든 음식은 생식해야 합니다. 자연식, 채식, 생식이 왜 사람에게 좋은지 설명하려면 한이 없습니다. 거기에 대한 논문과 책만 해도 책방 하나를 가득 채우고도 남을 정도입니다. 신기한 것은 생식하는 동물에게는 거의 질병이 없다는 사실입니다.

모든 동물이 화식(火食: 불에 익혀 먹는 것)을 하면서부터 질병이 발생하기 시작한 겁니다. 건강의 지름길은 생식에 있습니다. 사정에 따라 생식이 어려운 분은 현미식을 해도 됩니다. 생식이나 현미식을 하기 전에 먼저 금식을 얼마 동안 한다면 효과는 더욱 커질 것입니다.

생식의 신비한 능력

생식의 효능에 대해서 우리나라에 나와 있는 서적만 해도 수십 권이나 됩니다. 그러나 그 원리는 간단합니다. 본래 하나님께서 주신 음식을 먹고사는 것입니다. 그러면 우리 몸도 본래의 건강한 몸으로 돌아갑니다.

사람의 체질은 가장 건강할 때 중성이거나 약알칼리 상태입니다. 알칼리체질이나 산성체질로 기울면 그때부터 병이 나타나기 시작합니다. 그런데 사람의 체질이 본래의 중성체질에서 벗어나게 되는 가장 큰 원인이 음식이기 때문에 음식을 본래 음식으로 바꿔 먹으면 체질도 본래의 건강한 체질로 회복됩니다.

생식은 질병을 치료한다

"음식으로 고치지 못한 병은 약으로도 고치지 못한다"라는 말은 놀랍게도 현대의학의 시조인 히포크라테스가 했습니다. 《동의보감》에 보면 허준 선생도 '약보는 불여식보(藥補는 不如食補: 약으로 몸을 보호하는 것보다는 음식으로 보호하는 것이 더 낫다)'라고 했습니다. 동서양 의성들이 하나같이 이렇게 주장한 것은 그들이 일찍부터 음식의 중요성을 발견했기 때문에 그것을 한마디로 표현한 것입니다.

하나님께서 본래 인간에게 주신 그대로 생식을 했는데도 고쳐지지 않는 병이 있다면 그것은 낫기 어려운 병입니다. 질병은 대부분 음식만 생식하면 낫게 되어 있습니다. 그것은 너무나도 분명한 자연의 질서입니다.

생식은 면역성을 강화한다

생식하는 사람은 절대로 감기에 걸리지 않습니다. 체질이 개선되고 면역성이 강화되었기 때문입니다. 문제는 체질입니다. 콜레라 배양균을 마셔도 말짱한 이유는 체질이 달랐기 때문입니다. 병을 고치려고 하기 전에 먼저 체질을 바꿔야 합니다. 체질은 그대로 두고 병만 고치려고 하면 당장은 그 증상이 사라진다 할지라도 세월이 지나면 또 다른 병이 찾아오게 되어 있습니다.

병들 체질이면 백약이 무효입니다. 생식하는 동물은 죽는 날까지 병이 무엇인지 모릅니다. 사람도 마찬가지입니다. 생식하는 사람들은 체질이 변하고 면역성이 강화되기 때문에 제일 먼저 피부에 변화가 나타납니다. 피부가 아름답게 달라집니다. 여성들이 생식하면 구태여 화장으로 꾸미지 않아도 아름다운 자연미를 갖추게 됩니다. 자연 건강미가 그대로 살아나지요.

생식은 심성을 변화시킨다

지구에 사는 동물 중에서 육식동물은 모두 성질이 포악합니다. 그러나 초식동물은 하나같이 온순합니다. 소가 으르렁거리고 싸우는 것을 보았습니까? 토끼가 물어뜯고 싸우는 것을 보았습니까?

아프리카에는 육식을 위주로 하는 마사이족과 채식을 위주로 하는 키쿠유족이 있었는데 마사이족이 항상 키쿠유족을 약탈해서 부녀자를 납치하고 사람들을 해쳤습니다.

순박한 키쿠유족은 깊은 산속으로 피신하여 살아가다가 항상 마사이족에게 당하는 것이 너무 분하고 억울하여 그들에게 복수하려고 그들처럼 육식을 하고 짐승의 피를 마시며 복수심을 기르기 시작했습니다.

그러자 순박하기만 하던 키쿠유족도 마사이족 못지않게 포악해졌습니다. 마침내 그들은 그 유명한 마우마우 살인 집단을 만들게 되었고, 얼굴에 보자기를 쓰고 사람을 닥치는 대로 살해하는 공포의 종족으로 돌변했습니다. 음식은 사람의 심성을 이렇게 바꿔놓습니다.

생식은 머리를 맑게 한다

생식하면 머리가 맑아지고 기억력이 좋아집니다. 왜 그러는지, 생식이 두뇌에 어떤 영향을 주어서 그런 변화가 일어나는지 그 메커니즘은 밝혀진 바가 없습니다. 그러나 현상적으로는 뚜렷하게 나타납니다. 다만 추정하기를 생식하면 피가 맑아지고 피가 맑아지면 혈액순환이 잘되고 혈액순환이 잘되면 혈액이 가장 많이 필요한 뇌의 활동이 활발해지니까 머리가 좋아지고 따라서 기억력이 향상되는 것이 아닌가 생각해볼 수 있습니다.

자연 생채식 방법

자연 생식이라고 해서 복잡하고 어렵게 생각할 것 없습니다. 평소에 먹는 음식을 그대로 먹되 날로 먹는다고 생각하면 됩니다. 오히려

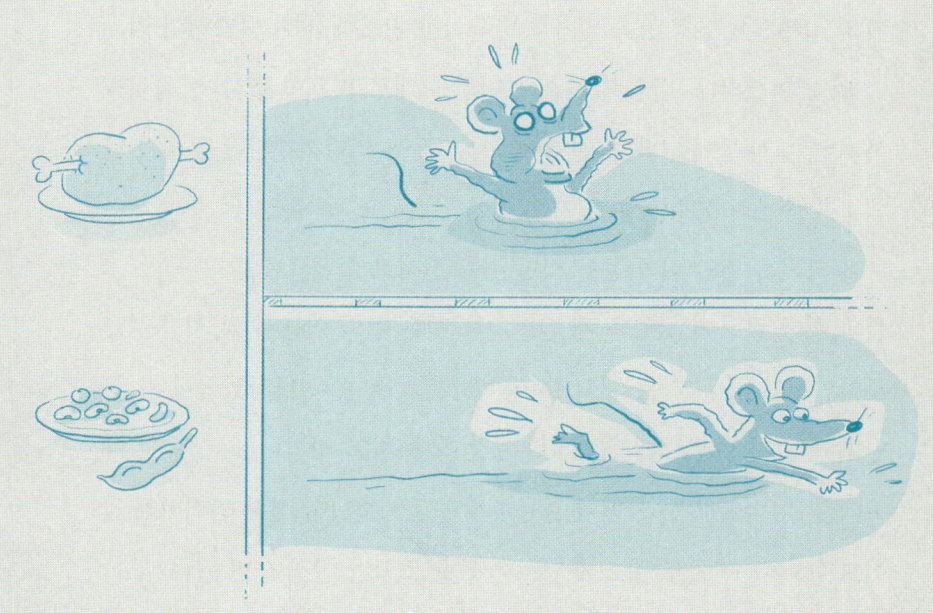

| 콩 단백이 고기 단백보다 월등하다는 사실이 쥐 실험에서 밝혀졌다. |

생식하면 더 골고루 먹게 됩니다. 생식의 주재료는 현미입니다. 현미, 보리쌀, 수수, 콩이면 충분합니다. 다만 콩은 날로 먹기가 곤란하니까 먹기 좋을 정도로 살짝 볶아서 분쇄하면 됩니다.

가루를 입에 넣고 침으로 잘 섞어서 먹어도 되지만 한 공기나 한 공기의 10분의 8 정도 양을 밀가루 반죽하듯 반죽해서 한 숟가락씩 먹으면 먹기 편합니다. 반찬은 평소에 먹던 그대로 먹으면 됩니다. 육식을 하지 않기 때문에 단백질이 부족하지 않을까 염려되겠지만 콩에서 단백질을 충분히 섭취할 수 있기 때문에 안심해도 됩니다.

쇠고기를 먹인 쥐와 콩을 먹인 쥐를 상대로 실험을 했습니다. 두 그룹의 쥐를 풀장에 넣었을 때 쇠고기를 먹은 쥐의 평균 수영 시간은 15분이었지만 콩을 먹은 쥐의 수영 시간은 45분으로 나타났습니다. 콩 단백이 고기 단백보다 월등하다는 점이 밝혀진 것입니다. 생식할 때 고기를 안 먹어도 콩 단백이 훌륭하게 보충해주니까 전혀 염려하지 않아도 됩니다. 반찬도 평소에 먹는 것들을 조금만 신경 쓰면 됩니다.

녹황색 채소를 된장에 찍어 먹어도 되고, 김이나 미역, 다시마 등 해초류를 얼마든지 날로 먹을 수 있으니까 아무 문제가 안 됩니다. 콩은 콩밥 해먹을 때 넣는 것보다 조금 많이 넣으면 됩니다. 본래 콩밥에는 서리태(속이 푸르스름한 검은콩)를 사용하지만 생식할 때는 서목태(鼠目太: 쥐눈이콩, 약콩)를 사용하는 것이 좋습니다. 서목태는 죽을 사람도 살릴 정도로 해독 성분이 강한 약콩입니다. 그 효능은 모든 한방의서에 빠지지 않고 나와 있습니다.

자연 생채식의 부작용

자연 생채식을 할 때 부작용은 거의 없으나 몇 가지 주의해야 할 점이 있습니다.

첫째, 명현반응입니다. 평생 화식하던 사람이 갑자기 생식을 하면 신체가 반응하지 않을 리가 없습니다. 녹슨 기계를 갑자기 돌리려고 할 때 아무리 기름을 치고 돌린다고 해도 쉬운 일이 아니겠지요. 쇠로 만든 기계도 무리가 되는데 사람의 몸은 오죽하겠습니까? 명현반응이라는 말은 전혀 먹지 않던 약이나 음식을 처음 먹었을 때 몸에서 나타나는 일종의 거부 반응 같은 현상입니다.

생식을 처음 하다보면 사람마다 여러 가지 반응이 나타납니다. 어떤 사람은 전혀 아무런 반응도 나타나지 않는 경우도 있고 좀 민감한 사람은 몇 가지 반응이 나타나게 되는데 머리가 어지러운 현기증을 느끼거나 속이 약간 메스꺼운 증상, 몸에 기운이 쫙 빠지는 것 같은 현상, 배가 너무 고픈 허기진 증상 등을 느낄 수 있습니다. 그러나 일시적인 현상으로 며칠 지나면 사라집니다.

둘째, 소화가 잘 안 되는 경우가 있습니다. 소화기관이 평생 익힌 음식에 길들여져 있었기 때문에 갑자기 생식하면 소화가 잘 안 될 때가 있습니다. 그러나 침하고 잘 버무려서 먹으면 오히려 소화가 더 잘 되는 것이 생식입니다. 화식할 때는 소화불량이 있었지만 생식할 때는 소화불량이 전혀 나타나지 않는 것이 생식의 효능이기도 합니다.

한 가지 명심할 사항은 생식할 때 가루라고 해서 씹지 않고 빨리 먹으면 큰 부작용이 생긴다는 것입니다. 반드시 입에 넣고 백 번 정도 우물우물 씹어서 침하고 잘 섞어 먹어야 합니다. 백 번이라는 것은 그 정도 하면 침이 충분히 나오기 때문입니다. 간 기능이나 위장 기능이 좋지 않은 환우가 생식하면서 침하고 잘 섞어 먹지 않으면 오히려 큰 해를 보는 수도 있으니 이 점은 명심해야 합니다.

자연 생채식과 생수

사람은 태중에 있을 때도 10개월간 물속에 있었고 태어나서도 맨 먼저 물로 씻어야 하며 사는 동안 체중의 3분의 2 이상을 물로 채우고 살다가 죽어서도 물로 씻겨 인생을 마치게 됩니다. 의성 히포크라테스가 건강을 이야기할 때 가장 먼저 강조한 것이 물입니다. 물은 사람에게 이토록 소중합니다.

지구상에는 여러 가지 물이 있지만 자연 생채식에서는 반드시 생수를 음용해야 합니다. 가장 좋은 물은 샘에서 솟아나는 자연수입니다. 샘물은 지하수가 자연스럽게 지표면을 뚫고 솟아나오는 물이고 우물물은 지하수를 얻기 위해 인공으로 땅을 파서 뽑아 올리는 물입니다.

요즈음은 샘물을 구하기가 여간 어렵지 않습니다. 공해가 만연하다 보니 지하수나 산골 약수도 오염된 경우가 많은데 어쨌든 오염되지 않은 생수를 음용해야 합니다.

끓인 물로 금붕어를 키워 보십시오. 금붕어가 죽습니다. 끓인 물로 콩나물을 키워 보십시오. 잘 자라지 않습니다. 우리 몸은 70% 이상이 물로 되어 있습니다. 물만 오염되지 않은 자연 생수로 섭취해도 건강의 70%는 보장되는 셈입니다.

자연 생채식으로 병을 고친 사례

자연 생채식으로 병을 고친 사례는 얼마든지 많습니다. 약을 복용하거나 의학적인 방법을 사용하지 않고 단순히 자연 생채식으로만 병을 고친 경우입니다. 사례가 수없이 많지만 대표적인 것을 소개하겠습니다.

먼저 일본에 사는 서승조 씨의 예를 소개합니다. 이 분은 한두 가지 병으로 고생한 것이 아니라 온갖 합병증으로 피골이 상접(뼈와 가죽만 남은 것)한 상태였습니다.

하루는 토실토실 살이 찐 쥐 한 마리가 마루 밑으로 지나가는 것을 보고 한탄했습니다.

"저 쥐는 음식을 요리해서 먹지도 않고 있는 것을 날것으로 그대로 먹지만 병에도 걸리지 않고 1년에 새끼를 몇 차례나 낳을 정도로 건강한데 나는 이게 무슨 꼴인가. 몸은 병들고, 아내는 도망가고, 죽을 날만 기다리고 있으니…."

그러다가 쥐처럼 당장 모든 음식을 생으로 먹어보리라 다짐하고 생식을 하기 시작했습니다. 신기하게도 그는 생식을 통해서 그동안 앓던 모든 병을 깨끗이 치료하고 그 유명한 서식요법(西式療法)을 개발하게 되었습니다. 살 사람은 한 마리 쥐를 보면서도 살 방법을 깨닫게 됩니다. 그가 창안한 서식요법으로 병을 고친 사람은 헤아릴 수 없을 정도입니다.

현미식

현미식은 생식하기가 곤란한 환우들이 할 수 있는 식사 방법입니다. 생식이 도저히 비위에 맞지 않아서 먹기 어려운 환우나 생식에 대한 명현반응이 너무 심하여 견디기 어려운 환우들은 차선책으로 현미식을 하는 수밖에 없습니다. 현미는 효능이 생식보다는 못하지만 그래도 치병 효과는 대단한 식사 방법입니다.

모든 생명체는 생명이 있는 것을 음식으로 먹으며 살아갑니다. 참새들에게 현미와 백미를 모이로 주면 현미는 먹어도 백미는 먹지 않습니다. 비록 참새라 할지라도 자연의 법칙을 따르는 감각이 살아 있기 때문에 자신들의 생명을 위하여 먹어야 할 먹이를 구별할 줄 아는 것입니다.

현미는 흙에 심으면 싹이 나지만 백미는 썩어버립니다. 기계 문명이 발달하면서 현미를 자꾸 도정해서 껍질을 벗겨내 하얗게 만들고 상품 가치를 높이려고 하다보니까 백미를 선호하는 식생활을 하게 된 것이지 본래는 벼 껍질만 벗겨낸 현미를 먹었습니다. 현미는 백미에는 없는 여러 가지 영양소를 많이 가지고 있습니다.

옛날 사람들은 언제부터인지 쌀(米)의 건강(康)한 부분은 겨(糠)에 있다고 생각했습니다. 그런데 쌀에서 가장 건강한 부분인 겨는 현미에만 있고 백미에는 없습니다. 현미는 벼의 껍질을 한 번만 벗겨서 겨가 그대로 있지만 백미는 방아를 열 번 정도 찧어서 겨를 다 깎아낸 쌀이기 때문입니다.

현미식을 할 때 고려할 점

현미식을 할 때도 생식과 같이 명현반응이 나타날 수 있습니다. 그러나 조금 지나가면 자연히 사라지니까 염려할 것 없습니다. 현미식을 할 때도 반드시 백 번 정도 씹어서 침과 충분히 섞어서 먹어야 합니다. 현미식을 하면서 잘 씹지 않으면 소화가 잘 안 되고 트림이 자주 나오고 속이 불편합니다.

생식할 때도 그렇지만 현미식도 숙변을 제거하고 통변을 시원하게 하므로 현미식이나 생식을 할 때 초기에 대변 양이 먹은 것보다 훨씬 많이 나와서 이상하게 여길 경우가 있습니다. 그러나 염려할 것 없습니다. 그동안 장에 쌓여 있던 숙변이 생식이나 현미식의 영향으로 배설되는 좋은 현상입니다.

현미식으로 병을 고친 사례

현미식으로 병을 고친 사례 또한 수없이 많습니다. 현미식을 하면 신기하게 무좀이나 비듬이 없어지고 노인들은 몸에서 풍기는 노인 특유의 냄새가 사라집니다. 현미식으로 병을 고친 이들 중에는 외국 사람들도 많습니다. 여기서 소개하려는 사람은 놀랍게도 미국 필라델피

아의 메조티스트 병원장 앤서니 사틸로 박사입니다.

사틸로 박사는 자신이 병원장이었지만 전립선암에 걸렸습니다. 미국의 종합병원 원장인데 현대의학의 혜택을 얼마나 많이 받았겠습니까? 그러나 전립선암이 진행된 상태에서는 현대의학도 방법이 없었습니다. 사틸로 박사는 어느 날 여행길에서 일본인 몇 사람과 차를 함께 타고 가다가 우연히 투병 이야기를 하게 되었습니다.

사틸로 박사의 이야기를 들은 일본 사람들은 현미식의 신비한 효능을 이야기했습니다. 사틸로 박사는 물에 빠진 사람 지푸라기라도 잡는다는 심정으로 그들의 말대로 현미식을 시도했습니다. 현미식을 몇 개월 하는 동안 종양이 점점 작아지고 있다는 것을 발견한 사틸로 박사는 계속해서 현미식을 한 결과 마침내 종양이 사라졌습니다.

사틸로 박사 이야기는 세계적으로 유명한 잡지인 〈라이프(LIFE)〉에 대서특필되었고 우리나라의 〈한국일보〉에도 크게 보도되었습니다. 사틸로 박사는 감리교회 목사로도 있었기 때문에 기도도 많이 했겠지만 그래도 결정적인 것은 현미식이었습니다. 이런 사례들을 다 말하자면 시간과 지면이 부족할 정도입니다.

금식요법

사람은 하루 세 끼를 먹으며 살아갑니다. 그러나 건강한 사람도 더 나은 건강을 위하여 가끔 장기를 비워두는 금식이 필요할 때가 있습니다. 금식하면 건강한 사람은 더욱 건강해지지만 환우들에게는 치료 효과가 현저히 나타나는 것을 확인할 수 있습니다.

금식의 효능은 성경에도 나와 있습니다. 구약성경 이사야 58장 6절부터 8절에는 "나의 기뻐하는 금식은 … 네 치료를 급속하게 할 것이며"라는 말씀이 있습니다. 금식하면 치료가 빨라진다는 말씀입니다. 현대의학이 밝힌 바에 따르면 금식할 경우 백혈구 숫자가 늘어나고 면역력이 훨씬 강해진다는 사실이 확인되었습니다. 닭도 금식하면 산란율이 높아지는 것이 실험결과 확인되기도 했습니다.

유대인에게는 일주일에 하루는 반드시 금식하는 풍습이 있는데 그 무서운 흑사병이 유럽을 휩쓸 때 유대인들이 흑사병에 거의 걸리지 않았던 것도 결코 우연이 아닙니다.

금식방법

돈을 받고 금식을 지도하는 단식원이 여기저기 있습니다. 그러나 구태여 그렇게 할 필요가 없습니다. 금식은 집에서도 얼마든지 할 수 있습니다. 다만 금식하기 위해서는 준비가 필요합니다.

첫째, 금식하기 전에 반드시 구충제를 복용하십시오. 구충제를 복용하지 않고 금식하다가는 갑자기 먹을 것이 끊어진 회충들이 뱃속에서 발작하여 엄청난 부작용을 초래하는 경우가 있습니다. 평소에도 1년에 두 차례 이상 구충제를 복용하는 것이 좋지만 금식하기 전에는 반드시 구충제를 복용해야 합니다.

둘째, 금식하기 3일 전부터 죽을 먹으면서 식사를 조절하십시오.

갑자기 금식하는 것보다는 부드러운 음식으로 위를 조절하고 적응한 뒤 하는 것이 훨씬 도움이 됩니다. 아무리 좋은 방법도 무리하면 언제나 화가 됩니다.

셋째, 금식하는 동안 항상 생수를 준비해두고 하루에 1.8L 이상 마시십시오. 하루 세 끼에 맞춰서 밥공기로 하나 정도씩 마시고 사이사이에 조금씩 생수를 꼭 마셔야 합니다. 물도 마시지 않는 완전 단식은 초보자나 환우들에게는 매우 위험한 방법이니 절대로 삼가십시오.

생수를 마시더라도 양치질은 해야 합니다. 금식을 하다보면 아무것도 먹지 않아도 입에서 악취가 날 때가 있습니다. 이것은 몸 안의 노폐물이 빠져나오기 때문입니다. 심한 사람은 몸에서도 악취가 나는 경우가 있습니다. 어떤 사람은 속옷이 누렇게 변색되는 경우도 있습니다. 이 옷은 삶아도 색이 나지 않습니다. 노폐물이 독해서 그렇습니다.

넷째, 금식 기간은 처음에 너무 길게 잡지 마십시오. 3일에서 5일 또는 7일 정도면 충분합니다. 40일을 금식해도 사람은 죽지 않고 삽니다. 그러나 장기간 금식은 종교적 의미에서 필요한 것이지 4청 5정 건강법에서는 그렇게 장기간 하지 않아도 됩니다. 자기 형편에 맞게 3~7일이면 족합니다.

다섯째, 금식 기간에도 운동은 필수적입니다. 아무래도 금식하면 힘이 빠지니까 가만히 누워 있으려고만 하는데 그러면 더욱 힘이 들어 금식하기가 더 어렵게 됩니다. 반드시 주기적으로 운동해야 합니다. 특별한 운동을 할 필요는 없고 하루에 만보 정도 걸으면 족합니다. 보통보다 조금 빠르게 걸을 때 10분 걸으면 천보 정도 됩니다. 하루에 100분 걷는다고 생각하고 시간을 안배해서 걸으십시오. 약간 숨차게 걷기도 하고 산보하듯 걷기도 하면서 반드시 운동해야 합니다.

여섯째, 금식이 끝나고 나면 금식 기간만큼 보호식을 하여야 합니다. 보호식으로는 현미죽을 묽게 쑤어서 동치미 김치와 함께 먹는 것이 최고입니다. 금식하려고 할 때 적당한 기간에 맞춰서 동치미를 먼저 담가놓고 금식하면 때 맞춰 먹기가 좋습니다.

하지만 절대로 과식하지 마십시오. 금식보다 더 어려운 것이 보호식입니다. 금식은 식사를 아예 하지 않으니까 별로 문제가 없지만 보호식은 식사하면서 절제해야 하기 때문에 참기가 훨씬 더 힘듭니다. 금식을 잘 끝내고 보호식을 잘못해서 일을 그르치는 경우가 여간 많지 않습니다.

보조식품

생식이나 현미식 외에 건강을 위해서 보조식품이 필요할 때가 있습니다. 생식과 현미식으로도 건강 유지나 치병을 위한 식사는 별 문제가 없지만 환우들에게는 보조식품이 필요할 때가 있습니다. 또 투병하는 동안은 보조식품이 필요하기도 합니다. 갑자기 생식이나 현미식을 하면 허기짐을 느낄 때가 있기 때문입니다. 그럴 때를 위해서 몇 가지 보조식품을 소개합니다.

과일

제철에 나는 과일을 과식하지 않는 범위에서 간식으로 소량 섭취하는 것이 도움이 되기도 합니다. 명심할 것은 반드시 제철에 나는 과일이라야 합니다. 겨울에 수박을 먹으면 자칫 큰 화를 불러올 수 있습니다. 반드시 제철 과일을 드셔야 합니다.

감잎차

투병하는 동안 감잎차를 마시면 여러모로 도움이 됩니다. 현재 우리가 섭취할 수 있는 차 중에서 비타민 C가 가장 많이 함유되어 있는 차는 단연 감잎차입니다. 감잎차를 마시면 감기도 예방하고 모든 병의 회복에 크게 도움이 됩니다.

건강한 사람들도 감잎차를 마시면 면역성이 강화되고 피로도 빨리 사라지고 노화도 방지된다는 여러 가지 보고가 나오고 있습니다. 식후 30분쯤에 감잎차를 한 잔 마시는 정도면 좋습니다. 요즈음 믿을 만한 제품이 많이 나오므로 선별해서 마시면 분명히 큰 도움이 됩니다.

권장하는 부식

주식은 생채식이나 현미식이지만 부식은 평소 우리가 먹는 녹황색 채소를 잎채소나 뿌리채소 골고루 먹는 것이 좋습니다. 그리고 특별히 권장하는 식품은 미역, 다시마, 김 등 해조류입니다. 이런 식품도 얼마든지 생으로 먹을 수 있습니다.

된장국도 멸치국물을 다 우려낸 다음 마늘과 된장을 넣습니다. 즉 된장을 물과 함께 끓이지 말고 물을 끓이고 난 다음 어느 정도 식은 뒤 된장을 넣습니다. 그러면 된장에 있는 수많은 발효균과 효소를 살아있는 그대로 섭취하게 됩니다. 쉽게 말하면 날된장국을 먹는 겁니다.

아스피린이 몸에서 어떤 방법으로 열을 내리게 하는지는 모릅니다. 그러나 먹으면 열이 내립니다. 미역, 김, 다시마, 날된장이 몸에서 어떻게 건강을 좋게 하는지 그 방법은 알 수 없습니다. 그러나 먹으면 반드시 좋은 효과가 나타납니다.

현재까지는 피를 맑게 하는 음식으로 미역이 최고로 알려져 있습니다. 왜 산모가 미역국을 먹을까요? 새 생명을 잉태하고 있는 동안 칼슘을 많이 소모했는데 미역은 최고의 칼슘 공급원이기 때문입니다. 또 칼슘은 혈액의 중요한 성분이기도 합니다. 해산하느라고 하혈했기 때문에 조혈이 필요한데 미역이 크게 도움이 되기 때문입니다.

미역을 물에 담가두면 미끌미끌하고 끈적끈적한 물질이 나옵니다. 이 특이한 성분이 항암 효과도 있고 피를 맑게 할 정도로 좋다는 것이 수많은 연구에서 밝혀졌습니다. 아무튼 좋은 음식이니 많이 드십시오.

체질과 정식

체질에 맞는 음식과 건강

습관적 음주가 건강에 좋지 않다는 것은 상식입니다. 그런데 어떤 사람은 하루에 소주 한 병을 매일같이 평생 동안 마셨어도 건강하게 장수합니다. 그런가 하면 어떤 사람은 소주를 즐겨 마시다가 40대에 간경화로 요절하기도 합니다. 왜 어떤 사람은 평생 날마다 소주를 마셔도 건강하고 어떤 사람은 똑같은 소주를 마셨는데 40대에 요절하는 걸까요?

그 이유는 간단합니다. 소주가 체질에 맞는 사람은 평생 마셔도 건강하지만 체질에 맞지 않는 사람은 40대에 요절할 수도 있습니다. 돼지고기만 먹으면 설사하는 사람도 있고 고기라면 돼지고기만 좋아하고 그것도 다른 사람들은 싫어하는 비계만 좋아하는 사람이 있습니다. 각자 체질에 따라 맞는 음식이 다르기 때문입니다.

소나 토끼는 초식동물입니다. 그러나 소가 즐겨먹는 풀이 다르고 토끼가 즐겨 먹는 풀이 다릅니다. 똑같이 초식동물이지만 각자 체질이 다르기 때문입니다. 독수리나 비둘기는 다 같이 새입니다. 그러나 독수리는 육식성이고 비둘기는 채식성입니다. 똑같이 공중을 날며 살지만 각자 체질이 다르기 때문입니다.

자연계의 모든 생명체는 각자 체질에 맞는 음식을 먹고 살아갈 때 가장 건강하게 되어 있습니다. 모든 병을 가리켜 식원병(食原病: 병의 원인이 음식이라는 견해)이라고 하는 이유가 바로 거기에 있습니다.

체질에 맞지 않는 음식을 오래 섭취하는 것도 병의 원인

자연계의 모든 생명체는 하나같이 자기 체질에 맞는 음식을 스스로 찾아서 먹으며 살아갑니다. 소에게 아무리 맛있는 고기를 주어도 먹지

않습니다. 자기 체질에 맞지 않기 때문입니다. 토끼는 푸른 초원을 마음껏 뛰어다니며 살지만 아무 풀이나 먹지 않습니다. 자기 체질에 맞는 풀만 골라서 먹습니다.

식탁에 여러 가지 음식이 가득 차려져 있지만 사람들의 손이 가는 것을 유심히 살펴보면 각자 다릅니다. 사람마다 체질에 맞고 입맛이 당기는 음식이 다르기 때문입니다. 동양 사람과 서양 사람의 음식이 다르고 남반부 사람과 북반부 사람의 음식이 다를 수밖에 없습니다. 자연계의 모든 생명체는 자기 체질에 맞는 음식을 골라서 먹는데 왜 사람은 그렇게 하지 못할까요? 사람이 소나 토끼보다 못해서 그럴까요? 그렇지 않습니다.

사람이 소나 토끼보다 못할 리가 있겠습니까? 본래 모든 사람이 자기 체질에 맞는 음식을 골라 먹을 수 있는 분별력과 센서가 민감하게 살아 있었지만 오랜 세월 살아오면서 분별력과 센서가 오염되어버린 것입니다.

무엇이 그 예민한 분별력과 센서를 둔감하게 만들었을까요? 그것은 바로 사람의 탐욕입니다. 음식을 먹는데도 탐욕이 생겨나서 몸에 맞는 음식을 적당히 먹는 것이 아니라 욕심껏 먹는 어리석음을 범하게 된 겁니다. 사람들은 돼지를 가장 탐욕스러운 동물이라고 생각하는데 돼지에게 배부르게 먹게 한 다음 해부해보면 위의 70~80%만 채워져 있답니다.

사람이 배부르게 먹은 상태는 어느 정도일 것 같습니까? 동물 중에

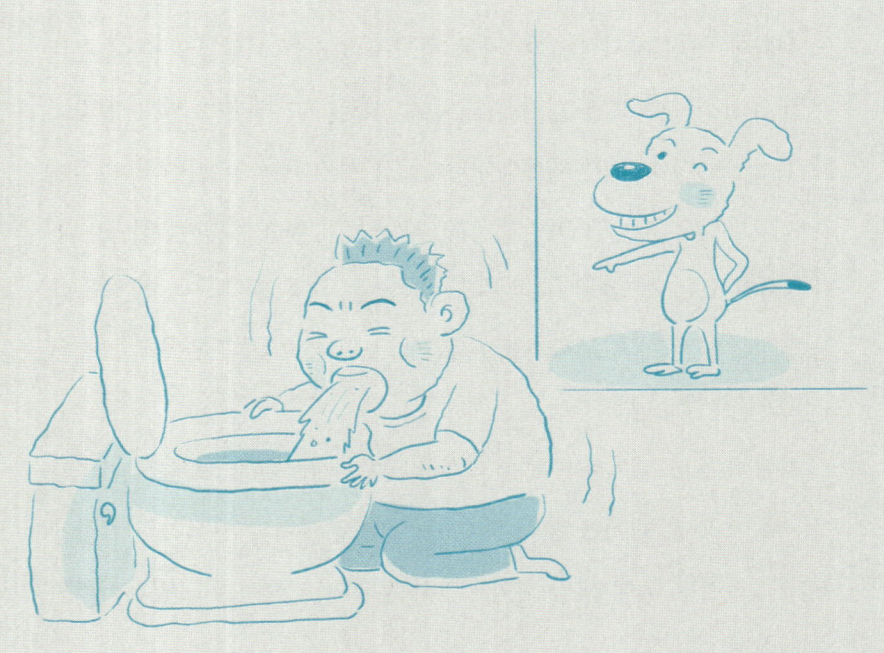

| 동물 가운데 인간만이 토할 만큼 과식한다. |

서 먹은 것을 토해낼 만큼 너무 많이 먹는 동물은 사람밖에 없습니다. 모든 동물 중에서 소화기 계통의 질환이 가장 많은 동물도 사람입니다. 식탐을 버리고 체질에 맞는 음식을 골라서 먹는 것이 건강의 지름길입니다.

모든 생명체가 음식을 섭취하는 것은 생명과 건강을 지키기 위해서입니다. 그것이 자연의 질서입니다. 그런데 사람들은 거기에 탐욕과 쾌락까지 추구하다보니 오히려 건강을 잃게 되고 질병까지 생겨나게 된 것입니다. 건강을 위해서 섭취한 음식이 건강을 해치는 원인이 되니 얼마나 한심하고 안타까운 일입니까?

체질에 맞는 음식을 골라서 먹고 탐식과 쾌락에서 벗어난다면 건강은 자연히 찾아오게 되어 있습니다.

체질 분류

체질은 간단히 말해서 타고난 신체의 형태, 기능, 형질의 총합적인 상태를 말합니다. 몸집이 왜소한 사람이 몸집이 훨씬 큰 사람보다 음식을 더 많이 먹는 경우가 있습니다. 몸집에 비해 위가 큰 체질일 때 그렇습니다. 체구는 크지만 겁은 무척 많은 사람이 있습니다. 상대적으로 간이 작은 체질이기 때문입니다.

사람은 태어날 때부터 허약 체질이 있고 강인한 체질이 있기도 하고, 태어날 때부터 알레르기 체질이 있기도 합니다. 사람의 체질은 이미 히포크라테스 때부터 분류했습니다. 그는 체질을 결정하는 요인을 혈액, 점액, 담즙, 흑담즙 네 가지 성분으로 보고 체액병리설을 주장했습니다.

기원전 2세기 로마의 의학자로 마르쿠스 아우렐리우스 황제의 시의(侍醫)였던 갈레노스는 다혈질, 담즙질, 우울질, 점액질 4기질설을 주장했는데 이 학설은 체질심리학에도 응용되고 있습니다. 체질에 따라 사람의 성격이 다를 수밖에 없다는 주장이지요.

동양의 한의학에서도 체질은 사람마다 다르다는 학설이 이미 《황제내경》(기원전 206년경부터 존재한 중국 최고(最古)의 의서)에 기록되어 있고 1894년 조선시대 최대 명의 이제마 선생의 《동의수세보원(東醫壽世保元)》에도 분류되어 있을 정도입니다. 이제마 선생이 사상의서(四象醫書)에서 밝힌 사상체질론은 전 세계적인 학설이 되었습니다.

사람은 태어날 때부터 오장육부의 장기(臟器)가 허(虛)와 실(實)이 있고 대(大) 소(小)가 있는데 거기에 따라 태양인, 소양인, 태음인, 소음인으로 체질을 분류합니다. 체질에 맞지 않는 음식을 먹으면 병이 생기고 체질에 맞는 음식을 먹으면 무병장수한다는 주장이 바로 사상체질론(四象體質論)입니다.

요즈음 이를 기초로 후학들이 팔상체질(八象體質)까지 세분화한 것이 사람의 체질입니다. 사람의 체질은 백인백색, 만인만별로 각자 다르기 때문에 체질론이 100% 완벽하다고 볼 수는 없지만 무시할 수도 없습니다. 각자 체질에 유해한 음식과 유익한 음식은 반드시 있기 때문입니다. 따라서 건강식, 질병식은 반드시 구분해야 합니다.

자연 생채식이 중요하지만 그에 못지않게 중요한 것이 자기 체질에 맞는 음식을 골라서 먹는 것입니다. 그렇기 때문에 4청 5정에 따라 자연 생채식을 하기 전에 먼저 체질부터 분류해야 합니다. 어떤 질병은 따로 약을 쓰지 않고 체질에 맞게 음식만 바꾸어도 치료되는 경우도 있습니다.

히포크라테스도 음식으로 고치지 못한 병은 약으로도 못 고친다고 했고, 갈레노스도 치료의 지름길은 섭생(건강을 위하여 음식을 섭취하고 몸을 돌보는 것)에 있다고 했으며, 허준 선생도 약보(藥補)는 불여식보(不如食補)라고 했습니다. 체질에 맞게 음식을 섭취하는 것은 이토록 중요합니다.

심지어 갈레노스는 '의사는 자연의 소명자(召命者)'라는 말을 남길 정도로 섭생에 따른 자연치유를 강조했습니다.

예전에는 진맥으로만 체질을 분류했으나 요즈음에는 과학적이고 간편한 방법으로 체질을 분류하는 기법이 연구되어 있습니다. 살림원에 오면 그 자리에서 체질을 분류할 수 있고 체질에 맞는 음식도 확인할 수 있습니다.

체질에 유익한 음식, 유해한 음식

건강하던 사람이 발병하여 입원하게 되면 사람들이 여러 가지 음식을 사들고 문병을 오는데, 대부분 평소에 자주 접하지 않는 색다른 과일이나 기름진 음식입니다. 또 퇴원하여 쉴 때에도 몸보신한다는 구실로 온갖 색다른 음식을 섭취하게 됩니다.

이때 그 음식이 체질에 맞을 때는 별 문제가 없으나 체질에 맞지 않을 때는 참으로 어처구니없는 결과를 초래하게 됩니다. 아무리 약을 써도 체질에 맞지 않는 음식을 먹으면 약효가 전혀 나타나지 않는 경우가 있습니다. 자기 체질에 맞지 않는 과일이나 기름진 음식은 건강에 유익하기보다는 유해하기 때문입니다.

어떤 경우에는 딱 한 번만 먹어도 유해한 반응이 나타날 때가 있습니다. 라면을 단 한번만 먹어도 설사하는 사람이 있고 우유가 체질에 맞지 않아서 먹지 못하는 사람도 있지 않습니까?

투병 중인 환우들이나 수술받은 환우들은 체질을 분류하여 섭생에 각별히 유의해야 합니다. 자기 체질에 맞지 않는 음식을 아무렇게나 먹었다가는 건강회복에 막대한 지장을 초래할 수 있기 때문입니다.

인삼 · 녹용이 아무리 보약이라 해도 체질에 맞지 않는 사람이 복용하면 손해를 보는 경우도 있습니다. 인삼을 먹고 가슴이 답답하고 얼굴이 벌겋게 되거나 녹용을 먹고 설사만 하는 경우도 있습니다.

약재는 전문가 처방에 따라야겠지만 매일 같이 섭취하는 음식물은 일일이 전문가의 처방을 따를 수 없으므로 간단하고 편리한 체질분류 방법에 따라 체질에 유익한 음식과 유해한 음식을 분류하여 섭취하면 질병도 치료할 수 있고, 회복도 빠를 수 있고, 평생 건강도 유지할 수 있습니다.

정소(正所)

히포크라테스는 건강의 첫걸음으로 공기, 물, 장소를 들었습니다. 이것은 환경과 생태계의 가장 기본이 되는 요소입니다. 사람의 건강은 개인적 요인도 중요하지만 환경적 요소가 더욱 중요하다는 것을 강조하여 설명한 것입니다.

바이탈 에너지 건강법에서는 사람이 잠자고 활동하고 생활하는 장소를 먹는 것 못지않게 소중하게 여깁니다. 조상들은 새로 집을 지을 때 여기저기 이런저런 내용을 살펴보고 지었지 요즘처럼 산을 깎고 들을 메워서 아무데나 짓지 않았습니다.

이런 분야에 문외한인 사람도 시골 동네를 지나가다가 여러 집을 살펴보면 어떤 집은 아늑하고 포근한 느낌이 들고, 어떤 집은 썰렁하고 냉기가 도는 느낌을 느낄 때가 있습니다. 사람이 사는 장소에서는 다 이런 에너지가 나오게 되어 있습니다.

혹시 여러분은 어느 집에 갔을 때 집안의 가구며 장식물은 모두 으리으리한데 집안에서 풍기는 기운은 싸늘하고 냉랭하게 느껴지고, 어떤 집은 평범한 보통 집인데 훈훈하고 따뜻한 분위기가 느껴지는 체험을 해본 적이 있나요?

옛 어른들은 이런 기운을 사기(邪氣)니 서기(瑞氣)니 하는 말로 표현했습니다. 사람이 집을 짓고 살아가는데 적합한 장소가 있고 적합하지 않은 장소가 있습니다.

선인들은 그것을 감지할 수 있는 센서가 다 살아 있어서 집지을 장소를 잘 선택할 수 있었지만 요즘은 그 센서가 다 오염되고 녹이 슬어서 집을 지어서 좋은 곳인지 나쁜 곳인지 가릴 것 없이 아무데나 짓기 때문에 여러 가지 문제가 생겨나게 됩니다.

바이탈 에너지 건강법에서 말하는 정소(正所)는 바른 장소를 말합니다. 사람이 건강하게 살아갈 수 있는 바른 장소가 분명히 있습니다. 사람은 아무데나 살게 되어 있지 않습니다. 독수리는 독수리가 살기에 적합한 장소에 집을 짓고 개미는 개미가 살기에 적합한 장소를 찾아서 집을 짓지 절대로 아무데나 짓지 않습니다.

사람이나 소, 개 등 가축은 수맥 위를 반드시 피해야 하지만 고양이나 개미 등은 반드시 수맥 위를 잠자리로 해야 합니다.

자연계의 모든 생명체는 하나도 빠짐없이 자신들의 생명을 보존하기 위하여 자신들에게 가장 좋은 장소를 택하여 집을 짓는데 유독 사람만은 아무데나 집을 짓고 살아갑니다.

사람도 동물이기 때문에 이를 따라야지 자연의 질서를 어기면 병이 들 수밖에 없습니다. 사람이 건강을 유지하면서 살아가기 위해서는 피해야 할 장소가 있습니다. 바른 장소에 자리를 잡고 살아야 합니다.

수맥파는 반드시 피해야

사람뿐만 아니라 모든 생명체가 살아가는 지구에는 여러 가지 광선이나 전자파나 방사선이 존재합니다. 태양의 가시광선에 적외선과 자외선이 있고 텔레비전이나 라디오 등 각종 전자기기에서 나오는 전자파가 있습니다. 그리고 지구 자체에서 나오는 지구 고유의 진동수인 슈만파가 있는데 지구는 자체에서 발생하는 7.83Hz의 파동을 가지고 있습니다.

　모든 파동은 사람들에게 별로 유해하지 않고 슈만파 같은 경우 오히려 생명의 존재에 필수불가결한 파장입니다.

　지구의 모든 생명체는 슈만파의 주파수 안에서만 존재가 가능하고 이 주파수가 없어지면 어떤 생명도 살아남지 못합니다. 지구의 대기권을 빠져나간 우주선의 승무원들은 이 파장을 벗어나기 때문에 두통, 구토, 현기증 등으로 활동이 불가능합니다.

　따라서 인공 파장 발생기를 설치하여 우주에서도 지구와 같이 7.83Hz의 파장에서 생활하게 함으로써 비로소 승무원들의 활동이 가능하게 되었습니다.

　땅속에는 수많은 수맥(지상의 강이나 개울같이 지하에서 흐르는 물줄기)이 거미줄처럼 흩어져 있습니다. 그런데 지구 고유의 진동 주파수인 7.83Hz가 수맥을 통과할 때는 변화를 일으키게 됩니다. 마치 빛이 볼록렌즈를 통과할 때 나타나는 것 같은 변화입니다. 이 변화를 일으킨 파장을 수맥파라고 하는데 그 영향은 실로 대단합니다.

　수맥파는 건물에 금이 가거나, 식물이 제대로 성장하지 못하거나, 사람의 건강에 치명상을 입히는 경우가 많습니다. 그런데 여기에 민감한 사람이 수맥파 위를 잠자리로 사용했을 때는 어김없이 반응이 나타나는데 그중 하나가 질병을 앓게 되는 현상입니다. 수많은 사람의 잠자리를 조사해보았지만 그렇지 않은 사람이 한 사람도 없었습니다.

똑같이 차를 타도 멀미하는 사람이 있고 그렇지 않은 사람이 있는 것처럼 똑같이 수맥파 위에서 잠을 자도 그 영향을 받는 사람이 있고 그렇지 않는 사람이 있습니다. 수맥파에 민감한 사람이 수맥파 위에서 잠을 잘 때는 반드시 그 영향을 받게 되어 있습니다.

사람의 뇌파는 잠자는 동안에는 알파파나 세타파가 되는데(진동수 4~8이나 8~14) 이 알파파나 세타파에 가까운 7.83Hz인 수맥파가 그대로 있을 때는 상관없지만 주파수가 변형되어 신경계의 신호전달 체계에 교란을 일으켜 잠자는 사람의 뇌파에 변화가 일어나는 것입니다.

이 변화는 수맥파와 뇌파가 비슷한 주파수로 공명현상을 일으켜 나타나는 결과입니다. 소리굽쇠를 쇠막대로 치면 많은 소리굽쇠 중에서도 진동수가 같은 소리굽쇠만 공명을 일으켜서 소리가 울리는 것과 동일한 현상입니다.

수맥파 위에서 잠을 자거나 생활한다고 해서 다 질병을 앓는 것은 아닙니다. 거기에 민감한 사람은 반드시 질병을 앓게 됩니다. 똑같은 기후에서도 감기에 걸리는 사람이 있고 안 걸리는 사람이 있는 것과 같은 이치입니다.

이 수맥파가 신경계의 신호전달 체계를 교란해 신경계통에 이상 증상이 일어나는 것이고 그 결과 가위눌림, 유령현상, 불면증, 발기부전, 두통, 노이로제, 관절염, 중풍, 암 등의 불치병이 나타나게 됩니다. 오스트레일리아, 미국 등에서는 이 분야 연구 논문이 활발하게 발표되고 있지만 우리나라에서는 아직 전무한 상태입니다.

수맥은 한 줄기만 흐르는 장소보다 두 줄기가 교차하는 교차점이 그 영향력이 훨씬 강하게 나타납니다. 수맥에 민감한 사람을 수맥의 교차점에 30분 정도 누워 있게 한 뒤 경락을 찾아 진맥하면 어김없이 변화가 일어난 것을 확인할 수 있습니다.

수맥파 위에서 콘크리트 건물이 금이 가고 식물이 자라지 못하는 현상이 나타나는데 사람이 성할 리가 있겠습니까? 제가 탐사한 바로는 만성질병, 불치병을 앓고 있는 환우들의 잠자리는 한 사람도 빠짐없이 수맥파 위에 있었습니다. 이는 참으로 놀라운 사실입니다. 그래서 옛날 어르신들 말씀에 이사 가서 3년, 새집 짓고 3년이라는 말이 있었던 것입니다.

환우 여러분이 해야 할 가장 시급한 일이 잠자리를 바꾸는 것입니다. 전문 탐사자에게 의뢰하여 집 안의 수맥을 탐지한 뒤 수맥이 없는 곳으로 잠자리를 옮겨야 합니다. 잠자리를 옮기지 않고 하는 모든 치료는 그 효과가 일시적일 수 있습니다.

반드시 잠자리를 옮겨야 합니다. 무슨 엉뚱한 소리냐고 하는 분들에게는 즉석에서 확인해줄 수 있습니다. 살림원에 찾아오면 즉석에서 확인해줍니다. 눈으로 확인할 수 있는데도 인정하지 않는다면 어리석은 일이지요.

모든 생명체는 파장에 반응한다

미모사라는 식물이 있습니다. 이 식물은 옆에서 손뼉만 쳐도 싹 오므라드는 반응을 보입니다. 그래서 신경초라고도 합니다. 미모사는 워낙 민감해서 눈에 보일 정도로 그런 반응을 보이지만 눈에 보이지 않는다 할지라도 모든 생명체는 파장에 반응하게 되어 있습니다. 생명체 존재 자체가 파장이기 때문입니다.

심장의 박동, 폐의 호흡, 위의 움직임, 장의 움직임, 더 세밀하게 말해 세포 분열이 모두 엄밀한 의미에서 파장입니다. 파장이 없는 생명체는 생명이 끊어진 것입니다. 생명이 있다는 것은 다른 말로 파장이 있다는 말입니다. 죽었다는 말은 파장이 끝났다는 것입니다. 그렇기 때문에 모든 생명체는 생명이 있는 한 모든 파장에 반응하게 되어 있습니다.

철커덕철커덕 반복해서 달리는 기차소리를 들으면 그 소리의 파장에 뇌파가 자극을 받아 쉽게 졸음이 오게 되어 있습니다. 실제로 같은 거리에서 버스 타고 조는 사람보다 기차 타고 조는 사람이 훨씬 많답니다.

칠판에 백묵을 대고 끼익 소리가 나게 그으면 온몸에 소름이 끼치고 몸이 움츠러듭니다. 소리의 파장에 반응하기 때문입니다. 산사(山寺)에서 듣는 졸졸졸 흐르는 계곡 물소리, 살랑살랑 부는 바람소리, 똑똑똑 울려 퍼지는 목탁소리는 사람의 뇌파를 가라앉게 합니다. 그래서 스님들은 그런 환경에서 독경하고 좌선합니다.

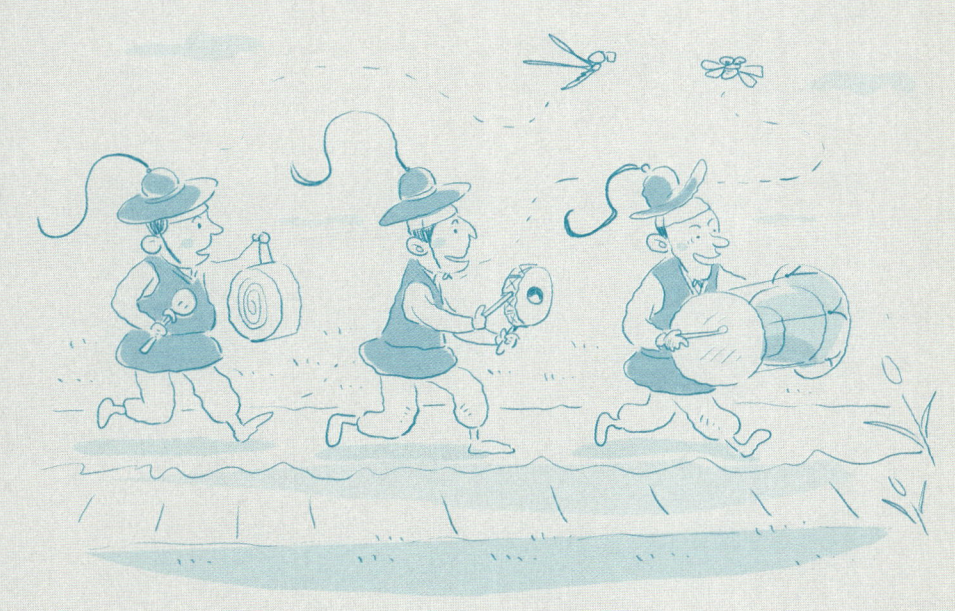

| 논두렁에서 풍장을 치면 그 파장에 해충이 죽었다. |

조상들은 모내기를 하고 김매기까지 끝나 벼가 수정할 때쯤이면 북, 장구, 징, 꽹과리를 들고 들판에 나가 논두렁을 돌며 온 들판이 울려 퍼지도록 사물을 울려댔습니다. 왜 그랬을까요? 들판에서 사물놀이 하는 것을 풍장(風藏)친다고 했습니다. 바람 손바닥을 친다는 말입니다. 다른 말로 바람 파장을 일으킨다는 뜻입니다. 바람 파장을 왜 일으켰을까요?

이 소리의 파장에 모든 해충이 죽어버린답니다. 그래서 누에를 키우는 잠사 옆에서는 꽹과리 소리를 못 내게 했습니다. 누에들이 다 죽으니까요. 선인들의 놀라운 지혜입니다. 실험과 연구도 해보지 않고 어떻게 그런 사실을 알았을까요?

수맥파도 하나의 파장이기 때문에 살아 있는 파장인 사람은 반드시 그 파장에 반응하게 되어 있습니다. 유익한 파장과 유해한 파장은 반드시 있습니다.

어린아이들을 수맥파 위에 재워놓으면 잠을 자다가 수맥이 흐르지 않는 곳으로 굴러가서 잡니다. 민감한 어린이들은 자기가 잘 곳과 자서는 안 될 자리를 감지하기 때문에 스스로 피해갑니다. 이런 현상은 많은 어린이에게서 동일하게 나타납니다. 그러나 어른들은 이미 감각이 오염되어 수맥파에 반응하지 못하고 병들게 됩니다.

사람에게서도 여러 가지 파장이 발생한다

비엔나의 라인 바하 박사는 모든 사람에게서 생체 에너지가 발생한다는 사실을 발견했습니다. 그 방사된 에너지를 아우라(Aura: 물체에서 발산하는 미묘한 분위기)라고 합니다. 그는 이 사실을 발견하고 '아우라의 과학'이라는 글을 써서 세계적으로 유명해졌습니다.

깊은 정신 수련 단계에 이른 사람에게서 풍겨 나오는 아우라를 눈으로 보는 사람도 있습니다. 불세출의 영능력자로 알려진 미국의 에드거 케이시도 아우라를 통하여 사람의 건강과 운명을 감지한 사람으로 널리 알려졌습니다.

비엔나의 후버라는 의사는 사람이 병들기 전에 이미 이 아우라가 병적으로 변질되는 것을 발견했습니다. 러시아의 키를리언은 아우라를 촬영할 수 있는 카메라를 발명해 사람에게서 풍겨 나오는 아우라를 촬영할 수 있게 했습니다.

아우라는 이렇게 과학적으로 입증되었습니다. 건강한 사람과 암에 걸려 있는 사람을 아우라 테스트를 해보면 현저하게 차이 나는 것을 확인할 수 있습니다.

그런데 건강한 사람이라 할지라도 수맥파 위에 세워놓고 아우라 테스트를 하면 수맥파가 없는 곳에서 할 때와 차이가 많이 나는 것을 확인할 수 있습니다.

암 투병을 하는 환우가 어린아이를 안아주려고 하면 어린아이들은 거의 대부분 궁둥이를 빼고 빠져나가려고 합니다. 그 환우에게서 풍겨 나오는 좋지 않은 아우라를 느끼기 때문입니다.

임종 직전에 있는 환우에게 아우라 테스트를 해보면 아우라가 완전히 사라지고 잡히지 않는 것을 보게 됩니다. 아우라 상태만 보아도 건강 상태와 질병 상태를 파악할 수 있습니다.

바이탈 에너지 건강법에서는 이러한 아우라를 바이탈 에너지(Vital Energies: 생명력)라고 합니다. 이러한 바이탈 에너지가 강력하면 건강한 것이고 빈약하면 허약한 것이며 아주 빈약하면 중병에 걸린 것입니다.

그런데 이 바이탈 에너지가 수맥파의 영향을 강하게 받기 때문에 여기에 민감한 사람은 반드시 수맥파를 피해야 합니다. 요즈음은 과학적으로 연구해 바이탈 에너지를 측정하는 계기도 나와 있습니다.

건강한 사람들을 바이탈 에너지 측정기로 측정해보면 20~35cm이지만 수맥파 위에서는 반 정도로 줄어드는 것을 확인할 수 있습니다. 말기암 환자들은 거의 감지가 안 될 정도로 미약한 것도 확인하게 됩니다.

정심(正心)

세상 모든 것이 바른 제자리가 있듯이 사람의 마음도 바른 마음의 자리가 있습니다. 사람은 마음이 잘못되어 있으면 반드시 병이 나게 되어 있습니다. 병은 결과이고 마음이 원인일 때가 있습니다. 그래서 잠언 4장 23절은 "무릇 지킬 만한 것보다 네 마음을 지키라. 생명의 근원이 이에서 남이니라"라고 말씀했습니다. 본래 하나님께서 창조해주신 그 마음의 자리를 지키면 병이 날 리도 없고 병이 났다 할지라도 낫게 되어 있습니다.

정심(正心), 즉 바른 마음은 어떤 마음일까요? 신약성경 데살로니가전서 5장 16절에는 "항상 기뻐하라"라는 말씀이 있습니다. 사람의 마음자리는 항상 기뻐하는 마음으로 하나님께서 창조하셨습니다. "어떻게 항상 기뻐할 수 있나? 어떻게 그럴 수 있나?" 하고 따지다보면 어떤 신학자나 철학자도 만족스러운 답변을 할 수 없습니다.

세상 만물에는 원리가 있습니다. 물방울은 어디서나 항상 동그랗게 되어 있습니다. 이슬도 빗물도 비눗방울도 반드시 동그랗게 되어 있습니다. 강물도 바닷물도 마찬가지입니다. 과학자들은 이것을 표면장력의 원리라고 합니다. 물방울의 존재 원리는 동그란 데 있습니다.

사람은 왜 항상 기뻐해야 할까요? 사람 마음의 원리가 그렇게 되어 있기 때문입니다. 사람은 하나님께서 하나님의 형상대로 창조하셨는데 사람의 모델인 하나님이 완전한 기쁨의 근원이기 때문에 그 모델대로 창조된 인간은 기뻐할 수밖에 없는 것이 그 원리입니다.

남편, 아내, 자녀, 사업, 건강, 가족, 친지 등 무엇을 덕지덕지 가져다 붙이면 기쁨은 사라져버립니다. 그러나 그런 복잡한 것을 다 벗어버리고 하나님 앞에 단독자로, 오로지 인간 존재 자체로 서면 그 모습은 기쁨의 모습입니다.

당신 마음이 기쁨의 자리가 아니라면 그 마음은 이미 어디엔가 병이 들어 있다는 증거입니다. 탐욕을 버리십시오. 탐욕을 가지면 마음은 병이 들게 되어 있습니다.

아테네의 철학자 디오게네스는 아무것도 가진 것 없이 토관 속에 살면서도 자신을 찾아온 알렉산더 대왕이 소원을 말해보라고 하자 "나를 가리고 있는 그림자나 비켜달라"라고 할 만큼 마음을 비우고 살았습니다. 대낮에 등불을 들고 아테네 거리를 헤매면서 "인간이여, 어디 있는가?"라고 말하며 인간을 찾아다녔는데 그는 과연 어떤 인간을 찾았을까요?

그는 말하기를 "신은 아무 탐욕이 없다. 그러므로 신과 가까운 인간은 아무 탐욕이 없는 사람이다"라고 했습니다. 그가 찾은 인간은 바로 신과 가까운 사람, 아무 탐욕이 없는 사람, 다른 말로 정심(正心)을 가진 사람이었습니다.

천하를 정복하고도 "신이여, 더 정복할 땅이 없나이다" 하고 울었다는 알렉산더 대왕과 땅 한 평, 집 한 칸 가진 것 없이 토관 속에서 산 디오게네스 가운데 누가 더 행복했을 것 같습니까?

정심(正心)은 모든 탐욕이 없는 마음 그리고 기쁨으로 가득 채워진 마음입니다. 잠언에 있는 마음을 지키라는 말씀은 바로 이 마음을 간직하고 살아가라는 것입니다. 그런데 이것이 가능할 것 같습니까? 하루 사이에 열두 번도 더 변하는 것이 사람 마음인데 어떻게 이게 가능할까요? 그러나 하나님께서 불가능한 것을 말씀하시지는 않았을 것 아니겠습니까? 그래서 하나님께서 마음을 지킬 수 있는 방법까지도 말씀해주셨습니다.

마음을 지키는 방법

건강을 지키기 위해 병원이 있고 돈을 지키기 위해 은행이 있습니다. 그렇다면 마음은 어떻게 지킬 수 있을까요? 신약성경 빌립보서 4장 6절부터 7절까지 이런 말씀이 있습니다.

> 아무것도 염려하지 말고 오직 모든 일에 기도와 간구로 너희 구할 것을 감사함으로 하나님께 아뢰라. 그리하면 모든 지각에 뛰어난 하나님의 평강이 그리스도 예수 안에서 너희 마음과 생각을 지키시리라(빌립보서 4:6~7)

마음을 지킬 수 있는 방법은 기도하는 것입니다. 우리 마음에서 기쁨을 앗아가는 도둑이 염려(스트레스, 탐욕, 불안, 증오, 분노, 우울)입니다. 그런데 그 도둑이 찾아왔을 때 몰아낼 수 있는 방법이 기도하는 것이라는 말씀입니다. 그래서 기도하는 사람만이 참된 기쁨을 누릴 수 있고 기도하지 않는 사람은 참된 기쁨을 누릴 수 없는 것입니다.

"하나님, 이러이러한 것 때문에 기쁨이 없습니다. 기쁨을 허락해주십시오. 이러이러한 문제로 늘 기쁨을 상실하게 됩니다. 기쁨을 지킬 수 있도록 도와주십시오."

이런 기도를 해본 적이 있습니까? 마음을 지킬 수 있는 길은 기도밖에 없습니다. 당신 마음에 염려(스트레스, 탐욕, 불안, 증오, 분노, 우울)가 쌓이거든 하나님께 기도해보십시오.

그리고 당신 마음에 어떤 변화가 일어나는지 확인해보십시오. 반드시 변화가 일어나게 되어 있습니다. 당신 기도가 정직하다면 온도계보다도 민감하게 변화를 느낄 것입니다.

마음을 지키지 못해서 일어나는 결과

우리 마음에서 기쁨이 사라지고 염려(스트레스, 탐욕, 불안, 증오, 분노, 우울)가 자리를 잡게 되면 어떤 현상이 나타날까요? 모든 동물에게 어떤 위험이 닥치면 본능적으로 먼저 피가 변한답니다. 왜 피가 맨 먼저 변하냐면, 위험상황에서는 내가 위험 대상을 공격하든지 위험 대상이 나를 공격하든지 할 텐데 이때 혹시 피를 흘리게 될지도 모르기 때문입니다.

피를 흘린다면 많이 흘리지 않도록 빨리 잘 굳게 하려고 피를 걸쭉하게 해야겠다는 생리적인 반응이 일어나 피의 농도가 걸쭉해지는 거랍니다.

동물들과 함께 살아가던 태고 시절부터 사람들에게는 이러한 생리반응이 체질화되어 있었습니다. 그런데 학자들이 여러 가지 실험으로 확인해보니 육체적인 위험뿐만 아니라 정신적 · 심리적 위험인 여러 가지 스트레스가 쌓여도 육체적 위험을 느낄 때와 똑같이 이러한 생리적 반응이 일어나 피의 점도가 높아지는 것을 발견했습니다.

일본의 성 마리안느 의과대학에서 의대생들이 어려운 시험을 앞두고 시험 준비를 하면서 밤잠을 못 자고 스트레스를 강하게 받고 있을 때 학생들의 혈액을 채취해 실험했습니다. 보통 때 혈액은 6미크론의 시험관을 자연스럽게 통과하는데 시험 때문에 스트레스를 받은 학생들의 피는 통과하지 못하고 막혀버렸습니다.

그 이유를 살펴보니 상처가 나면 피를 응고시키는 성분인 혈소판 때문이었습니다. 육체적 상처뿐만 아니라 정신적 상처에도 생체 반응이 똑같이 나타난다는 증거입니다.

사람들이 흥분하거나 화를 내면 얼굴이 벌겋게 됩니다. 어떤 사람은 몸까지 붉게 변합니다. 왜 이런 변화가 일어날까요? 앞서 언급한 것처럼 흥분하거나 화를 내면 생리적 반응으로 피가 걸쭉해집니다. 피가 걸쭉해지면 혈액순환이 잘 안 되고 혈액순환이 잘 안 되면 피가 혈관에 정체되는 시간이 평소보다 길기 때문에 피부가 붉은색으로 변합니다.

사람들은 흔히 스트레스를 받거나 화가 나면 열 받는다고 합니다. 왜 스트레스를 받고 화가 나는데 열을 받을까요? 생리적 반응에 따라 혈액이 혈관에 정체되는 시간이 길어지니까 체온이 올라갈 수밖에 없으므로 자연히 열을 받게 되지요.

덴마크의 의사 벨하프는 건강의 원리 가운데 하나로 두한족열(頭寒足烈)을 주장했습니다. 머리는 차게 하고 발은 따뜻하게 하라는 말입니다. 머리에서 심장으로 돌아오는 혈액과 발에서 심장으로 돌아오는 혈액의 온도가 미세하지만 차이 날 수 있으므로 그 차이를 줄이기 위해 두한족열을 하라는 이론이지요.

그런데 현대인은 그와 정반대로 생활하니 건강이 나쁠 수밖에 없습니다. 스트레스를 받으니 차가워야 할 머리는 열을 받고, 걸으며 살아야 할 사람이 걷지 않으니 발은 혈액순환이 안 돼 차갑게 되어 결국 두한족열과 반대인 두열족한이 되는 거지요. 건강하려면 두한족열이 되어야 합니다.

스트레스가 몸에 미치는 영향

스트레스의 정확한 의미는 생체의 유해자극에 대한 경고반응이라고 쉽게 표현할 수 있습니다. 우리는 대개 육체적이든 정신적이든 해로운 자극을 스트레스라고 생각하는데 사실은 그 해로운 자극에 대해 육체적으로나 정신적으로 일어나는 반응과 여러 가지 변화를 의미합니다. 스트레스로 몸이나 정신에 나타나는 변화는 우리가 짐작하는 것보다 훨씬 강하고 무섭습니다.

쥐를 상대로 실험한 결과 스트레스를 많이 받은 쥐는 새끼를 낳을 때 사산을 많이 하고 분만 시간이 훨씬 더 길어 고통도 더 많이 받는 것으로 나타났습니다. 이는 서울대 암연구소에서 연구한 결과인데 스트레스를 많이 받은 쥐는 스트레스를 전혀 받지 않은 쥐보다 암 발병률이 훨씬 더 높게 나타났답니다.

스트레스를 전혀 받지 않고 즐겁게 생활할 수 있도록 놀이기구도 가지고 놀게 하고 먹이와 환경도 최대한 쾌적하게 해준 쥐와 여러 가지 방법으로 스트레스를 강하게 받은 쥐를 비교한 결과 전자의 쥐는 암 발병률이 7%였는데 스트레스를 받은 쥐는 92%였답니다.

심지어 불임의 30%는 스트레스가 원인이라고 밝혀졌는데 그 증거는 전쟁 중일 때 많은 여인에게서 생리 중단 현상이 나타난 겁니다. 무의식중에라도 전쟁 중에 자식을 낳으면 살아남기 어렵겠다는 스트레스를 받다보니까 자동 센서가 생리 중단으로 반응한 겁니다. 생리적인 질서까지 파괴할 정도로 무서운 것이 스트레스입니다.

미국 국립 정신보건연구소의 줄리오 니시니오 박사는 스트레스가 암을 유발하는 이유를 밝혀냈고, 도쿄 의과대학 간노 준 교수 연구팀은 스트레스가 암세포 증식과 전이를 촉진한다는 사실을 여러 가지 실험 결과 확인했으며, 우리나라에서도 서울대 의과대 서정선 교수팀이 쥐를 상대로 실험한 결과 스트레스가 암과 당뇨병을 유발한다고 발표했습니다.

이제는 법원에서도 스트레스를 돌연사 원인으로 판결할 만큼 스트레스는 우리 생활을 무섭게 억압하고 있습니다. 스트레스를 받으면 혈액이 응고 준비를 해야 하니까 빨리 흐르지 못하도록 혈관이 수축됩니다. 혈관이 수축되면 혈액이 흐르는 데 저항이 생기고 저항이 생기니까 잘못 흘러서 혈관 벽에 미세한 상처가 날 수 있는데 그 상처 때문에 동맥경화가 일어나게 된답니다. 그래서 심장마비나 심근경색이 일어나게 되는 것이지요.

혈액은 물보다 점도가 4배나 높습니다. 그런데 모세혈관의 크기는 8미크론(1,000분의 8밀리) 정도이고 우리 몸의 혈관 길이는 12만 km나 됩니다. 단순히 심장의 수축력만으로 물보다 4배나 더 걸쭉한 혈액이 12만 km를 순환한다는 것은 기적이라고 할 수밖에 없는 불가사의한 일입니다.

그 가느다랗고 기나긴 모세혈관에 물을 흘려보내려 해도 어려운 일입니다. 발로 밟는 압력이라도 그것은 어렵습니다. 그렇기 때문에 심장에서 나간 피가 다시 심장으로 돌아오는 신비로운 이유를 아직까지 밝히지 못하고 있습니다.

정상 혈액일 때도 그런데 스트레스로 혈액이 더 걸쭉해졌다고 생각해보십시오. 그 혈액을 순환시키려면 심장이나 혈관이 어떤 영향을 받을 것 같습니까? 상상만 해도 아찔한 일 아닙니까?

모세혈관의 크기가 8미크론인데 적혈구 크기도 7.6미크론 정도입니다. 그렇기 때문에 적혈구가 모세혈관을 빠져나가려면 정확하게 하나씩 한 줄로 나가야 하는데 그것이 걸쭉해지거나 여러 가지 원인으로 적혈구 모형이 변형되면 적혈구가 모세혈관을 빠져나는 데 힘이 너무 들기 때문에 혈액순환이 잘 안 되는 것입니다. 그런 사람들은 손발이 저리는 현상을 자주 느끼거나 유난히 차가울 것입니다. 그런데 그 원인이 스트레스인 경우가 많다는 겁니다.

스트레스는 독약과 같습니다. 먹으면 죽는다고 생각해야 합니다. 스트레스를 받았다면 반드시 풀어야 합니다. 즉석에서 풀지 못한다면 오래가기 전에 풀어야 합니다. 풀지 않고 쌓이면 반드시 병이 됩니다. 쥐를 상대로 실험해보니까 이런 재미있는 현상이 나타났습니다.

쥐가 가장 싫어하는 것이 배를 하늘로 향하게 뒤집어놓는 것인데 여러 마리 쥐를 두 무리로 나누어 한 무리는 뒤집어놓은 상태로 두고,

한 무리는 뒤집은 상태에서 나무막대를 물어뜯을 수 있도록 했더니 뒤집혀서 몸부림하는 쥐보다 나무막대를 물어뜯는 쥐가 스트레스를 훨씬 덜 받는 것으로 나타났습니다. 가만히 스트레스를 받는 것보다 나무막대라도 물어뜯으면서 스트레스를 해소할 수 있었기 때문입니다. 사람이 스트레스를 전혀 안 받고 살 수는 없지만 일단 스트레스를 받으면 어떤 식으로든 해소해야 합니다.

스트레스와 체액의 변화

젖을 먹는 아기들이 푸른색 설사를 할 때가 있습니다. 엄마들은 왜 아기가 푸른색 설사를 할까 염려하면서 소아과를 찾아 이런저런 진찰을 받습니다. 아기들뿐만 아니라 모든 병은 증상을 치료하기보다 원인을 제거하는 것이 근본 치료인데 현대의학은 증상만 제거하는 데 치료의 초점을 맞추려고 할 때가 많습니다.

모유를 먹는 아기가 푸른색 변을 보는 것은 십중팔구 엄마가 스트레스를 심하게 받은 상태에서 아기에게 젖을 먹였기 때문입니다. 괜히 어린애를 안고 병원부터 갈 것이 아니라 엄마가 스트레스를 받지 않고 편안하게 젖을 먹이면 그런 일은 결코 일어나지 않습니다. 스트레스는 이렇게 몸 안의 여러 가지 체액을 변화시킵니다.

미국의 엘마 게이츠라는 사람이 실험한 결과는 이렇습니다. 화가 몹시 난 상태에서 숨을 헐떡거리며 분을 참지 못하고 흥분해 있는 사람이 호흡하면서 내뿜는 숨을 모아보면 침전물이 약간 생기는데 심하

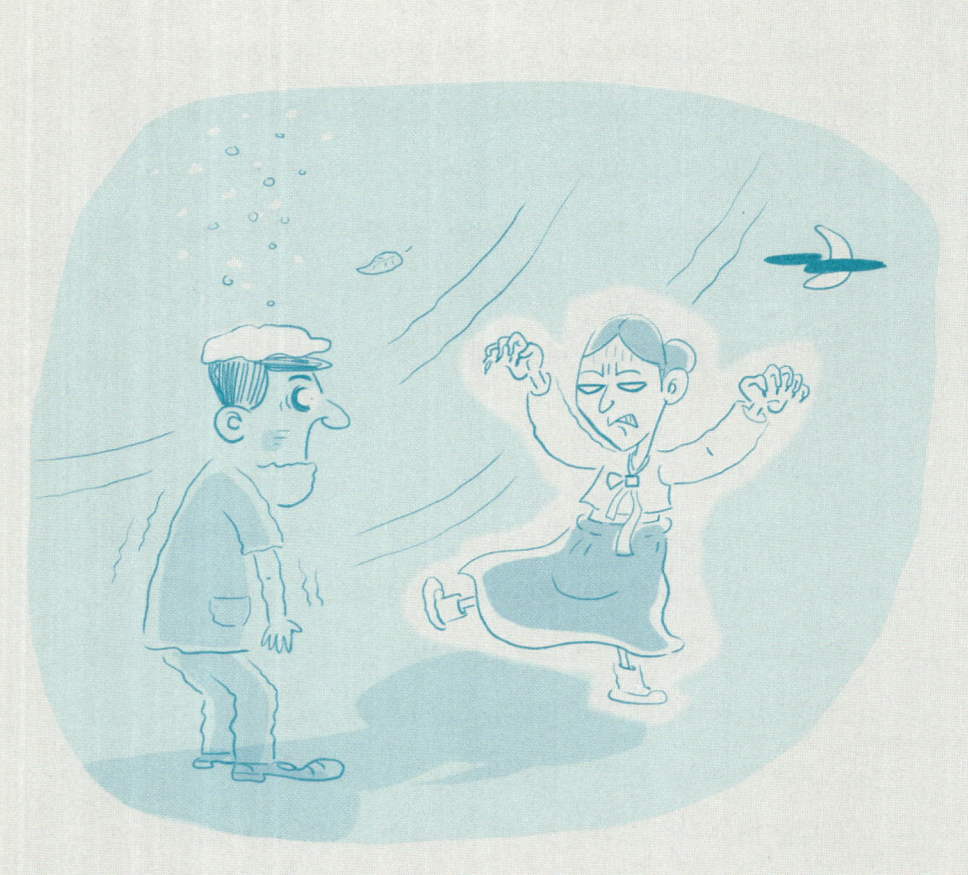

| 예부터 여자가 독을 품으면 오뉴월에도 서리가 내린다고 했다. |

게 분노했을 때는 갈색이고 고통과 슬픔을 느낄 때는 회색이고 잘못을 후회하고 안타까워할 때는 분홍색으로 나타난답니다. 스트레스에 따라 체액이 다르게 변하기 때문입니다.

그런데 화냈을 때 생기는 갈색 침전물을 한 시간 정도 모으면 놀랍게도 사람을 80명이나 죽일 수 있는 엄청난 독약이 된답니다. 얼마나 무서운 일입니까? 다른 사람을 80명이나 죽일 수 있는 독소를 내뿜을 때 그 독소를 내뿜는 사람은 성할 리가 있겠습니까?

이상한 것은 똑같이 한 시간 내뿜는 양으로 남자의 독소는 80명을 해칠 수 있지만 여자의 독소는 더 많이 해칠 수 있답니다. 그래서 여자가 한을 품으면 오뉴월에도 서리가 내린다는 말이 있나 봅니다.

핸디캡 포인트

아무리 건강한 사람이라도 그 사람 나름대로 몸에 약한 부분이 있습니다. 온몸이 다 건강한데 시력이 약해서 안경을 끼는 사람이 있고 이가 좋지 않은 사람, 장이 약한 사람, 위가 약한 사람 등 사람마다 약한 부분은 천차만별입니다. 그러니까 똑같이 스트레스를 받아도 각자 핸디캡 포인트(handicap point)에 따라 반응이 다릅니다.

스트레스를 심하게 받았는데 어떤 사람은 위궤양이 일어나고, 어떤 사람은 장궤양이 일어나며, 어떤 사람은 시력에 이상이 오기도 합니다. 각자 핸디캡 포인트가 다르기 때문입니다.

수맥파의 영향도 그렇습니다. 똑같이 수맥파의 영향을 받았는데 어떤 사람은 당뇨가 나타나고 어떤 사람은 간암에 걸리고 어떤 사람은 위암이 걸립니다. 이런 현상은 각자 핸디캡 포인트가 다르기 때문입니다. 건강하게 살아가기 위해서는 미리 자신의 핸디캡 포인트를 발견하고 그 분야를 조심하며 살아야 합니다.

기쁨이 신체에 미치는 영향

기쁨이 신체에 미치는 여러 가지 영향을 다 말할 수 없을 정도입니다. 평생 밥을 주식으로 먹고 살지만 그 밥이 몸 안에서 무엇을 어떻게 해서 생명을 유지하게 되는지 잘 알지 못합니다. 그러나 밥을 먹고 살아갑니다.

그것을 영양학적·생리학적·의학적으로 분석해야만 믿겠다는 사람은 아무도 없습니다. 기쁨도 마찬가지입니다. 원인이 다 규명되지 않는다 할지라도 잠언의 말씀처럼 기쁨은 생명의 보약입니다. 학자들은 여러 가지 실험으로 이것을 입증하고 있습니다.

미국 인디애나 주 의대 메리 베넷 교수는 사람들이 코미디 영화를 보며 실컷 웃고 난 다음에는 내추럴 킬러(N. K-natural killer: 몸 안에서 발생하는 모든 병의 원인을 자연적으로 살해하는 세포)가 엄청나게 강화되어 있고 활동성이 강력해져 암세포도 더 많이 죽이는 것을 발견했습니다.

그래서 기쁘면 기쁠수록 면역성은 강화되고 우울하면 우울할수록 면역성이 약화되어 걸핏하면 감기에 걸리고 한번 걸리면 잘 낫지도 않게 되는 것입니다.

어린이들은 하루에 200~600번 웃는다고 합니다. 까꿍 해도 웃고 룰루 해도 웃습니다. 어린이들이 무슨 복권이 당첨되어 그렇게 웃겠습니까? 아파트가 당첨되어 웃겠습니까? 아무 일도 없지만 그저 마냥 웃습니다. 웃는 것이 제 일인 것처럼 웃습니다. 그래서 어린이들은 혈액이 맑고 깨끗합니다. 그 맑은 피 속에서는 암세포도 살지 못하고 죽어버립니다.

어른들은 어떻습니까? 어른들에게 까꿍 해보세요. 웃는 사람이 거의 없습니다. 웃기는커녕 욕이나 안 먹으면 다행입니다. 어른들은 이미 웃음을 잃어버린 지 오래되었습니다. 왜 웃음과 기쁨을 잃어버렸을까요?

그 독한 스트레스 속에 살다보니까 그렇게 된 겁니다. 어린이들이 마냥 웃는 것처럼 사람은 마냥 웃으며 살아가도록 만들어졌습니다. 웃지 않고 살면 그것 자체가 벌써 병입니다. 웃음은 하나님이 인간에게 거저 주신 보약 중의 보약입니다.

너무 심하게 웃고 나면 배 근육이 땅기고 아플 때가 있습니다. 이는 아주 좋은 현상이라고 합니다. 막 웃으면서 숨을 밖으로 토해내다 보니 배의 근육이 안으로 수축되고 그 영향으로 뱃속의 여러 장기가 자극을 받는데 그중에서도 심장은 배 이상 박동이 빨라지고 폐가 크게 영향을 받아서 들이마신 공기가 피를 통하여 흡수할 수 있는 산소로 빠르게 변한다는 겁니다.

혈액순환이 빨라지고 산소가 풍부해지니까 웃으면 웃을수록 피는 맑아지고 혈액순환에 도움이 되는 것이지요. 일소일소 일로일로(一笑一少一怒一老: 한 번 웃으면 한번 젊어지고 한 번 노하면 한 번 늙어진다)라는 말이 언제 생겨났는지 모르지만 참으로 놀라운 말입니다.

사람의 뇌에서는 18가지나 되는 신기한 효소를 생성해내는데 그중 대표적인 두 가지가 엔도르핀과 아드레날린입니다. 엔도르핀은 사람이 기뻐하고 웃고 감사하고 행복한 감정에 젖어 있을 때 많이 흘러나오는데 이 엔도르핀이 암세포를 비롯해서 모든 병원균을 퇴치합니다.

반대로 아드레날린은 슬퍼하고 괴로워하고 원망, 저주, 미움, 실패감에 젖었을 때 나오는데 이것이 쌓이면 발암 원인도 되고 소화불량, 위궤양, 불면증, 우울증을 일으키게 됩니다.

> 마음의 즐거움은 양약(良藥: good medicine)이다 (잠언 17:22)

여기서 양약이라는 깊은 의미는 세상에서는 구할 수 없는 신비로운 영약이라는 뜻입니다. 그러므로 기쁨은 신령한 보약입니다. 돈 안 들이고 얼마든지 먹을 수 있는 보약 중의 보약입니다. 많이 드십시오.

기쁨과 웃음으로 병을 치료한 사례

기쁨과 웃음으로 병을 치료한 사례는 수없이 많습니다. 미국 애리조나 주에 사는 데이비드 제이콥스라는 사람은 20년 동안 관절염을 앓았습니다. 20년 동안 미국이라는 나라에서 안 해본 것이 있겠습니까? 그러나 백약이 무효였습니다. 통증이 너무 심하여 고통스러울 때 그는 고통을 잠시나마 잊어보려고 코미디 비디오를 보거나 유머 책을 읽었습니다.

그런데 신기하게도 실컷 웃고 나거나 웃고 있는 동안에는 통증이 많이 사라지는 것을 느끼게 되었습니다. 여기에서 착안한 그는 수없이 많이 먹던 약을 모두 버리고 유머 약병 하나만 두고 복용했습니다.

약병에다가 재미있는 유머를 적은 종이쪽지를 꼬깃꼬깃 접어서 넣어두고 하루에 몇 차례씩 그 약을 꺼내서 보고 실컷 웃고, 얼마쯤 있다가 유머 약 하나를 꺼내서 보고 실컷 웃는 식으로 매일을 보냈습니다. 그에게 어떤 일이 일어났을까요? 그는 200km 자전거 경주에서 은메달을 땄습니다.

로스앤젤레스 캘리포니아 대학교(UCLA) 의과대학 수석 강의자이자 콜롬비아 대학교 의과대학에서 발행하는 〈인간과 의학〉 편집자문이기도 한 놀만 커즌스는 매우 희귀한 병인 교원병(膠原炳)을 앓게 되었습니다. 이는 세포와 세포를 결합해주는 섬유질이 제기능을 하지 못하는 병입니다. 즉 세포와 세포가 서로 접착하지 못하여 몸이 흐물흐물해지는 병입니다.

침대에서 일어나기도 힘들 정도로 병은 악화되어갔습니다. 말할 수 없는 고통이 따라다닌 것은 물론이지요. 그가 안 해본 치료가 있겠습니까? 결국 그는 모든 것을 포기하고 죽을 때 죽더라도 살아 있는 동안 실컷 웃기나 하자 싶어 웃음을 자아내는 온갖 방법을 동원했습니다. 코미디 비디오, 만담, 유머 등을 보고 들으며 하루하루 웃는 일로 보냈습니다.

그런데 10분 정도 포복절도할 만큼 웃고 나면 2시간 정도 통증 없이 잠들 수 있는 것을 발견했습니다. 신기하게 생각한 그는 그 일을 계속했습니다. 정말 신기하게도 그의 몸은 정상으로 돌아왔습니다. 성경이 말한 기쁨은 양약이라는 말씀이 현실로 입증된 것입니다.

웃음과 기쁨으로 세상을 살면 병에 걸릴 수도 없을 뿐만 아니라 설사 병이 들었다 할지라도 분명히 이겨내게 되어 있습니다. 20년 동안 관절염을 앓은 환자도, 희귀한 불치병인 교원병 환자도 치료되지 않았습니까? 기쁨을 통하여 피가 맑아지고, 내추럴 킬러가 강화되고, 엔도르핀이 왕성하게 분비되니까 그렇게 될 수밖에 없지요.

정동(正動)

세상을 살아가는 동물 가운데 건강을 위하여 따로 운동하거나 헬스클럽에 다니는 동물은 사람밖에 없습니다. 왜 다른 동물은 특별한 운동도 하지 않고 헬스클럽도 다니지 않지만 병 한 번 걸리지 않고 건강하게 살아가는데 유독 사람만 이런저런 운동을 해야 하고 헬스클럽을 다니면서 건강을 지키려고 할까요.

이유는 간단합니다. 동물의 세계는 자연의 법칙을 따르기 때문에 운동이 필요 없는 것이고 사람은 자연의 질서를 따르지 않고 거스르기 때문에 운동이라도 해야 건강 유지가 가능한 것입니다.

동물을 보십시오. 날짐승은 열심히 날아다니며 삽니다. 육지 동물은 열심히 걷고 뛰면서 삽니다. 물속 동물은 부지런히 헤엄치며 삽니다. 사람은 어떻게 사는 것이 자연의 질서일까요? 물을 것도 없이 부지런히 걷는 것입니다. 부지런히 걸으며 사는 사람은 거의 병이 없습니다. 공중을 훨훨 날아다니는 새가 몇 년 동안 날아다니지 못했다면 몸이 어떤 상태일지는 짐작되는 일 아닙니까?

열심히 걸어 다니며 살아야 할 사람이 걷지 않았다면 건강은 불을 보듯 뻔한 일이지요. 우유를 배달하는 사람은 병이 없어도 우유를 받아서 먹는 사람은 병이 있다는 말이 그래서 나온 겁니다. 걸으면 혈액순환이 잘되고 심장이 튼튼해지고 뇌세포가 활성화됩니다. 발바닥에 있는 여러 경혈이 자극받아 오히려 피곤함이 사라지고 몸이 가뿐해집니다. 숲 속 오솔길이나 산책길을 걷고 났을 때 기분이 상쾌해지고 몸이 가뿐해지는 것은 바로 그 때문입니다.

따뜻한 방에 있어도 발이 차가운 사람이 있습니다. 밖에 나가서 10분 동안만 걸어보십시오. 발이 따뜻해집니다. 왜 따뜻한 방에 있어도 차갑던 발이 방보다 온도가 낮은 밖에 나가 있을 때 따뜻해지는 걸까요? 걷는 동안 혈액순환이 왕성해져 심장의 뜨거운 피가 발바닥까지 힘차게 순환하기 때문입니다. 심장이 약한 사람은 10분도 힘차게 걷지 못합니다. 약한 심장이 걷는 양을 감당하지 못하기 때문입니다.

병이 낫기 바란다면 걷자

걷지 못하면 병은 이기지 못합니다. 내 발로 10분 이상 걸을 수 있고 밥을 목으로 넘길 수만 있다면 병은 얼마든지 이길 수 있습니다.

건강을 위해 걷는 양은 하루에 1만보 정도를 권합니다. 보통 걸음걸이로 10분 정도 걸으면 600~700보 됩니다. 빨리 걷다 천천히 걷다 하면 한 시간에서 한 시간 반 정도면 1만보 정도 걷게 됩니다. 처음에 너무 무리하지 말고 천리 길도 한 걸음부터라는 마음으로 매일 매일 걸으십시오.

병이 빨리 나았으면 하는 마음에서 무리하다가는 오히려 탈날 수 있으니 절대로 무리하지 말고 자신에게 맞게 천천히 걷는 양을 늘리면서 무조건 걸으십시오. 사람은 직립동물이기 때문에 걷는 것만 제대로 해도 다른 운동을 할 필요가 없습니다. 4청 5정 건강법에서는 오직 걷는 운동만 강조합니다. 살고 싶으면 걸어야 합니다.

새들은 날아다닐 때 가장 건강하고 사슴은 뛰어다닐 때 가장 건강합니다. 그것이 자연의 질서입니다. 따라서 사람은 걸어 다닐 때 가장 건강합니다. 잘 걷는 사람이 건강도 좋고 못 걷는 사람은 건강도 좋지 못한 것은 명약관화한 일입니다.

사람의 건강을 체크하려면 종합병원에서 검사 받을 필요 없이 산에 데려다놓고 보면 금방 알 수 있습니다. 헐떡거리며 오르지 못하는 사람은 녹슬 대로 녹슨 사람이든지 병이 있는 사람입니다. 사슴처럼 사뿐사뿐 걷는 사람은 건강이 좋은 사람입니다. 열심히 걷기만 해도 웬

만한 병은 저절로 사라집니다.

걸을 때 주의 사항

한 번에 많이 걸으려 하지 말고 조금씩, 조금씩 늘려나가십시오. 절대로 무리하지 마십시오. 단번에 무리하다가는 큰일 나는 수가 있습니다. 녹슨 기계를 한 번에 돌리려고 하다가는 돌리지도 못하고 기계만 고장 내는 수가 있습니다.

자동차 문화에 젖어서 한 달에 만보도 안 걷던 사람이 갑자기 하루에 만보를 걸으려고 한다면 며칠 동안 굶은 사람이 그동안 못 먹은 양을 한꺼번에 먹으려는 것만큼 어리석은 일입니다.

먼저 보통 걸음으로 천천히 걸으십시오. 그리고 어느 정도 익숙해지면 약간 숨이 찰 정도로 걷다가 또 보통 걸음으로 걷는 것을 반복하십시오. 그리고 마지막 단계에서는 숨을 헐떡거릴 정도로 걷는 겁니다. 이 세 단계를 반복하면서 걷는 양을 늘려나갑니다.

만보를 한꺼번에 걷지 말고 수준에 맞게 여러 차례 나누어 걷는 것으로 시작해야 합니다. 그러다보면 한 번에 만보를 걷는 것도 가볍게 할 수 있습니다.

걷는 장소

걷는 장소로는 숲 속 산길이 가장 좋습니다. 숲 속에 가면 특이한 숲 향기가 나는데 이것이 피톤치드라는 독특한 성분입니다. 삼림욕을 할 때 몸에 좋은 성분이 바로 이 피톤치드인데 멸균력이 강하다고 합니다.

숲에는 무엇보다도 산소 양이 풍부합니다. 숲 속이나 잔디밭에 소풍을 나가서 음식을 먹다보면 훨씬 많이 먹게 되고 술을 마셔도 잘 취하지 않는 이유가 바로 산소가 풍부하기 때문입니다. 숲길이 여의치 않을 때는 매연이나 공해가 적은 지역을 택하여 걸으십시오.

현수운동

바이탈 에너지 건강법에서 권장하는 필수 운동은 현수(懸垂)운동 한 가지뿐입니다. 몸을 곧게 매달아서 아래로 드리우는 운동입니다. 옛날에 어른들이 어린이들의 머리를 두 손으로 껴안아 번쩍 들면서 서울 구경시켜준다고 했던 바로 그 운동입니다.

건강기구 판매점에 가면 견고하게 만들어진 현수기가 있습니다. 보편적인 운동기구가 아니기 때문에 값이 조금 비싼 것이 흠이지만 이 운동기구를 구합니다. 그리고 완구점에 가면 어린이들의 그네를 문설주에 매달고 탈 수 있도록 나온 제품이 있습니다. 그네는 사지 말고 그네 매다는 철봉만 사다가 그네 매다는 쇠철봉을 문설주에 고정해놓고 거기다 현수기를 설치한 다음 목을 매다는 운동을 하는 겁니다.

철봉을 꽉 조여 고정하고 더욱 안전하게 하기 위해 나사못으로 좌우 밑에 박으십시오. 높이는 머리를 매달았을 때 끝이 방바닥에서 5~10cm 떨어지게 하면 좋습니다. 현수기를 턱과 뒤통수를 감싸게 해서 매달고 몸을 아래로 내려뜨리는 운동입니다. 처음에는 10초 매달기도 힘들지만 숙달되면 1~2분도 가능합니다.

절대로 무리하지 말고 천천히 시간을 늘리십시오. 치아에 이상이 있는 분들이나 의치를 한 분들은 각별히 조심해야 합니다.

모든 척추동물은 뇌에서 몸 구석구석 세포에 이르기까지 뇌의 명령을 척추를 통하여 전달합니다. 척추 안에 있는 척수가 신체 모든 부위와 장기의 신경 흐름을 담당하고 있습니다. 그러므로 척추가 100% 완벽하면 건강도 100% 완벽한 것이고 척추가 어딘지 이상이 있으면 건강도 당연히 이상이 있을 수밖에 없습니다.

소화가 안 되고 속이 불편한 사람은 등을 두드려줍니다. 그러면 시원해집니다. 위가 불편한데 왜 등을 두드립니까? 위를 다스리는 신경이 척추의 24마디 중에서 흉추의 6번 마디이기 때문에 거기를 두드려주면 위 신경계의 흐름이 자극을 받아 왕성해지므로 위가 시원해지는 것입니다.

모든 사람의 척추는 본래 100% 완벽한데 잘못된 생활습관과 굳어진 자세로 척추형태가 변형되면 반드시 이상이 오게 되어 있습니다. 척추 24마디를 위에서 아래로 눌러가다 보면 어느 부분에서 '아야' 하고 소리를 지르는 경우가 있습니다. 바로 그 부분에서 신경 흐름이 잘못된 겁니다.

그 부분이 간선이면 간 기능에 이상이 있고 위선이면 위 기능에 이상이 있다는 신호입니다. 장기와 연결된 척추의 반응점 마디에 이상이 있어서 특정 장기에 질병이 생긴 건지 장기에 질병이 생겨서 그 반응점인 척추 마디에 문제가 있는 건지 상관관계는 밝혀낼 수 없지만 장기와 척추의 반응점 사이에는 분명히 관계가 있습니다.

스트레스를 심하게 받고 있는 사람이나 만성 지병을 앓고 있는 환우들, 어딘가 건강이 좋지 않은 사람들은 항상 등줄기가 뻐근하고 묵직하고 답답해 두드려달라거나 밟아달라고 합니다. 신경계 흐름이 막혀 있기 때문입니다. 사람들은 척추가 똑바르지 못하고 좌우 한쪽으로 기울어 있는 경우가 많습니다. 목도 한쪽으로 기울어 있는 사람이 있습니다. 이런 사람들은 거의 건강에 이상이 있습니다.

현수운동은 잘못된 척추를 바로잡아주는 운동으로는 가장 좋은 운동입니다. 척추만 바른 자세로 완벽해지면 모든 건강이 완벽해집니다. 여기서 건강이 완벽해진다는 말은 기능적인 상태를 말합니다.

장기나 신체의 기능이 무력하거나 약화되었을 때 척추를 바로잡아줌으로써 건강을 회복할 수 있다는 말이지 이미 병이 깊어져 기질적인 질환이 되었을 때는 아무리 척추를 바로잡아주어도 어렵습니다. 그때는 거기에 합당한 치료를 받아야겠지요.

정신(正信)

바이탈 에너지 건강법에서 가장 중요한 내용이 바로 정신(正信: 바른 믿음)입니다. 예수님께서는 "네 믿음대로 네가 된다"라고 하셨습니다. 이것이 바이탈 에너지 건강법의 핵심입니다.

이 책에서는 여러분이 믿을 수 있는 길을 안내해줄 뿐 믿고 안 믿고는 여러분 몫입니다. 바이탈 에너지 건강법을 깨닫고 나니까 이대로 하면 병이 낫겠다는 확신이 있어야지 믿음이 없다면 천하의 명약도 효과가 없는 법입니다.

사람은 자기가 인정하든지 안 하든지 간에 무엇인가 믿으며 살아갑니다. 신을 믿지 않으면 자기 자신을 믿든지 자연의 법칙을 믿든지 좌우간 무엇인가 믿습니다. 아무것도 믿지 않는다는 사람은 존재할 수 없습니다. 믿음이 없이는 삶이 불가능하기 때문입니다.

어머니가 당신을 낳는 것을 눈으로 보아서 당신은 당신 어머니를 어머니라고 믿습니까? DNA 검사를 해보고 확인되어서 믿습니까? 본 적은 없지만 지금까지 그분이 어머니라고 믿고 살아왔기에 그분은 당신 어머니입니다.

당신 부인이나 남편이 당신 아내나 남편으로서 깨끗하게 정절을 지킨다는 것을 당신이 24시간 지켜보았기 때문에 믿습니까? 지켜보지 않았지만 그렇게 믿기 때문에 아내나 남편을 신뢰하는 것입니다.

믿음이 없다면 인류의 질서는 무너지고 맙니다. 당신이 인정하든지 안 하든지 간에 사람은 무엇인가 믿으며 살아갑니다. 그 많은 믿음 중에서 하나님을 믿는 믿음이 정신(正信), 즉 바른 믿음입니다.

하나님의 존재 체험과 확인

"우리가 불러보았든지 안 불러보았든지 하나님은 거기에 계신다."

이는 취리히 쿠스나하트에 있는 정신치료가 융의 저택 현관문에 새겨져 있는 말입니다. 다른 말로 당신이 인정하든지 안 하든지 하나님은 거기에 계신다는 말입니다. 하나님을 신학적·철학적으로 입증한 사람은 아무도 없습니다. 하나님은 증명할 대상이 아니고 믿어야 할 대상이기 때문입니다.

하나님을 체험한다면 하나님은 믿어지게 되어 있습니다. 여러분이 하나님을 체험하려고 한다면 하나님은 언제든 여러분에게 체험되어주십니다. 이제 그 길을 안내하겠습니다.

우리가 살고 있는 지구는 태양을 중심으로 1년에 한 바퀴씩 공전하고 하루에 한 바퀴씩 자전합니다. 지구가 태양을 중심으로 우주 공간을 회전하는 속도가 얼마인지 아십니까? 무려 시속 10만 8,000km입니다. 자전하는 속도는 얼마인지 아십니까? 시속 1,678km입니다. 이 속도가 어느 정도 빠른지 상상이 됩니까?

우주 공간의 어떤 힘이 크기가 이렇게 엄청난 지구를 그토록 빠른 속도로 움직이게 할까요. 지구뿐만이 아닙니다. 태양계, 은하계의 수천 억 개도 넘는 별이 하나도 제자리에 머물러 있지 않고 어마어마하게 빠른 속도로 움직입니다. 과학을 믿는 여러분은 어떤 힘이 없이는 어떤 물체도 움직일 수 없다는 것을 믿겠지요.

그러면 여러분은 이 지구와 우주의 별들을 움직이게 하는 힘의 근원이 무엇이라고 생각합니까? 이 신비로운 힘을, 우주 에너지의 근원을 우리는 하나님이라는 말로 표현할 수 있습니다.

우주에는 지구만 있습니까? 별이 수천 억 개 있습니다. 이 많은 별이 자기 궤도를 지키며 엄청난 속도로 우주 공간을 돌고 있습니다. 그러나 충돌 한 번 일어나지 않고 질서를 따라 돕니다.

이 정교한 질서는 어떻게 가능할까요? 이 우주의 법칙과 질서를 누가 컨트롤합니까? 이 법칙과 질서의 근원을 하나님이라는 말로 표현할 수 있습니다.

수억 만 년 변함없이 빛과 열을 내고 있는 저 태양은 어디서 에너지를 공급받을까요? 에너지가 공급되지 않으면 에너지를 계속 발산할 수 없다는 것을 믿겠지요. 그러면 태양 에너지는 어디서 공급될까요? 태양의 크기는 지구의 130만 배이고 표면 온도는 놀랍게도 4,200도입니다. 이 엄청난 태양이 어디서 에너지를 공급받기에 어마어마한 온도로 빛을 발합니까? 그 에너지의 근원을 하나님이라는 말로 표현할 수 있습니다.

땅속에서 새싹이 돋아나오는 것을 보면 자기 몸의 수백 배, 수천 배나 되는 돌덩이를 밀어내면서 싹이 나옵니다. 그 연약한 새싹이 어디서 그런 힘이 나오는 것일까요?

소나무 뿌리가 바윗돌을 깨뜨리는 것을 보았습니까? 그 가느다란 소나무 뿌리가 어떻게 그토록 단단한 바윗돌을 뚫고 뿌리를 뻗어가며 생명을 유지할 수 있을까요? 신비롭고 오묘한 생명력의 근원을 우리는 하나님이라는 말로 표현할 수 있습니다.

"우주 에너지의 근원, 우주의 법칙과 질서의 근원, 우주의 큰 생명력의 근원, 이 심오한 근원은 바로 하나님이십니다."

그러므로 우주 에너지와 우주 법칙과 질서를 믿고 우주의 큰 생명력을 인정한다면 하나님을 인정하는 겁니다. 인정하는 데 믿지는 못하겠다면 자신의 어리석음을 설명할 길이 없겠지요. 융의 말대로 여러분이 인정하든지 안 하든지 간에 하나님은 그렇게 우주 속에 계십니다. 여러분이 날마다 체험하는 하나님을 어떻게 인정하지 않을 수 있겠습니까?

병을 치료하시는 하나님

하나님께서 병을 고쳐주신다는 말씀은 성경에 수도 없이 많이 나와 있습니다. 앞에서 여러분에게 바이탈 에너지 건강법을 소개하면서 이 건강법은 성의학(성서의학) 신의술(하나님의 의술)이라고 했습니다. 올바른 믿음의 핵심은 하나님이 계신다는 것을 믿고 하나님께서 내 병을 고쳐주신다는 것을 믿는 것입니다.

성경에 있는 말씀을 일일이 다 거론할 수는 없고 대표적인 말씀만 정리하겠습니다. 하나님께서 자신의 정체를 설명하시면서 자신은 병을 고치는 신이라고 말씀하셨습니다.

나는 너희를 치료하는 여호와임이니라(출애굽기 15:26)

왜 하나님께서 우리 병을 치료한다고 하셨을까요? 자동차가 고장 났을 때 자동차를 가장 잘 고칠 수 있는 사람은 자동차를 만든 사람입니다. 사람도 병이 났을 때 가장 잘 고칠 수 있는 치료자는 사람을 만든 창조자 아니겠습니까? 하나님이 사람을 지으신 분이기 때문에 하나님께서는 사람의 병을 치료해주십니다.

물론 사람이 병이 나면 약사나 의사의 도움으로 치료받는 것은 당연한 일입니다. 그러나 약사나 의사의 도움으로도 불가능할 때 하나님의 도움을 구할 수밖에 없습니다. 우리를 치료하시는 하나님께서는 다시 우리를 향하여 자상하게 물으십니다.

너희 중에 병든 자가 있느냐?(야고보서 5:14)

왜 병든 자가 있느냐고 물으셨을까요? 배고픈 사람이 있느냐고 물은 것은 먹을 것을 주려고 그런 것처럼 병든 자가 있느냐고 물은 것은 병을 고쳐주려고 그러신 것입니다. 병든 자가 있을 때 하나님께서는 그들을 향하여 또 이렇게 물으십니다.

네가 낫고자 하느냐?(요한복음 5:6)

모든 일이 다 그렇지만 아무리 하나님께서 병을 고치시는 신이고 병을 고쳐주려고 "너희 중에 병든 자가 있느냐?"라고 묻고 병든 자를 찾으신다 할지라도 자신이 낫고자 하는 의지가 없으면 하나님도 방법이 없습니다. 병이 낫기를 원하는 자에게 하나님께서는 이렇게 말씀하십니다.

> 병 낫기를 위하여 서로 기도하라(야고보서 5:16)

바이탈 에너지 건강법에서 가장 강조하는 치료 비법은 바로 하나님께 기도하는 믿음입니다. 하나님께 기도해서 병을 고친 사람은 성경에 있는 사례만도 부지기수이지만 현재에도 얼마나 많은지 모릅니다. 문제는 자기 자신에게 있습니다. 그래서 하나님은 이렇게 말씀하십니다.

> 사람의 심령은 그 병을 능히 이기려니와 심령이 상하면 그것을 누가 일으키겠느냐?(잠언 18:14)

사람의 정신, 사람의 마음은 얼마든지 그 병을 이길 수 있다는 말씀입니다. 그러나 마음이 병들어버리면 어느 누구도 그 병을 고칠 수 없다는 말씀입니다. 어느 누구도 고칠 수 없다는 말은 곧 하나님도 고칠 수 없다는 말입니다. 마음이 병든 자는 하나님도 길이 없습니다.

하나님께서 병을 고쳐주신다는 것을 믿는 것과 하나님께서 내 병을 고쳐주신다는 것을 믿는 것은 천지차이입니다. 그것은 저분은 아버지라는 것과 저분은 내 아버지라는 것만큼이나 엄청난 차이입니다.

저분이 아버지는 아버지이지만 철수의 아버지, 순희의 아버지일 수 있습니다. 그러나 저분이 아버지인데 바로 내 아버지라는 것은 얼마나 차이가 나는 관계입니까? 하나님이 병을 고쳐주신다는 말씀이 성경에 수없이 많고 수많은 사람들이 하나님의 은혜로 병 고침을 받았다 할지라도 그분이 내 하나님이 아니라면 나와 아무 상관이 없습니다.

"하나님은 병을 고쳐주시는 분이신데 그 하나님이 바로 내 병을 고쳐주실 것을 나는 분명히 믿는다."

이렇게 믿는 사람은 하나님께 기도할 수밖에 없습니다. 하나님을 믿는다고 그 사람들이 다 기도하는 것은 아닙니다. 하나님을 믿어도 기도하지 않는 사람들이 얼마든지 있습니다. 기도의 필요성을 느끼지 않기 때문입니다.

될 대로 되라고 자포자기를 하지 않는 한 사람은 막다른 골목에 다다르면 무엇인가 붙들게 되어 있습니다. 바이탈 에너지 건강법에서 강조하는 점은 막다른 골목에 이르렀거든 하나님을 붙들라는 것입니다.

환란날에 나를 부르라. 내가 너를 건지리니 네가 나를 영화롭게 하리라
(시편 50:15)

살다보면 여러 가지 환란을 만날 때가 있습니다. 이런저런 방법으로 해결책을 강구해보지만 방법이 묘연할 때 마지막으로 하나님을 부르게 됩니다. 하나님을 불러서 손해 본 사람은 하나도 없습니다. 하나님을 부를 수 있는 유일한 방법이 기도하는 것입니다.

"불치의 병은 없다. 불치의 마음이 있을 뿐이다."

앞서 언급한 것처럼 사람의 마음은 반드시 그 병을 이길 수 있습니

다. 그러나 이는 달리 표현하면 사람의 마음은 그 병을 이기지 못할 수도 있다는 말입니다. 의사나 약사가 환자의 병을 고치는 것 같지만 사실 의사나 약사가 고치는 것이 아니라 환자 자신 속에 있는 치유력이 병을 고칩니다. 다만 의사나 약사는 그 치유력이 왕성하게 활동할 수 있도록 도와주는 것뿐입니다.

치료 능력은 우주 공간에 가득 차 있고 모든 사람이나 생명체에 내재되어 있는 생명력(바이탈 에너지)으로 되는 것이지 결코 약이나 의술로 되는 것이 아닙니다. 이는 현대의학의 시조인 히포크라테스의 말입니다.

그래서 그는 치료에 관한 한 '자연 치유력'인 생명체 내의 본능적 치료의 힘을 강하게 주장했습니다. 의사의 역할은 병이 치료되게 하려고 가장 좋은 조건을 조성함으로써 자연의 힘을 최대한 활성화해주는 것입니다. '치료(therapy)'라는 말은 그리스어의 '보살피다(therapeuin)'에서 유래했습니다. 히포크라테스도 인정한 우리 안에 있는 자연 치유력의 능력을 활성화할 수 있는 열쇠가 바로 우리 마음, 정신입니다.

미국 보스턴의 리크 잉그라치라는 의사는 모든 치료는 실제로 '자기치료(self healing)'라고 강조했습니다. 스위스의 정신과 의사 폴 투니어 박사는 이렇게 말했습니다. "질병을 치료하려고 하지 말고 사람을 치료하라." 그가 독실한 기독교 신자이기 때문에 이런 말을 한 것 같습니다.

이 말은 사실입니다. 사람의 엔진과 같은 부분이 곧 정신인데 정신을 치료하지 않고 어떻게 사람을 치료할 수 있겠습니까? 그러므로 불치병은 없고 불치의 마음이 있을 뿐입니다. 마음이 고쳐지면 병도 고칠 수 있습니다.

나는 분명히 나을 수 있다고 믿으면 그 사람의 병은 나을 수 있습니다. 그러나 나는 이 병에서 나을 수 없다고 믿는 사람은 천하의 명의라도 그 병을 고칠 수 없습니다.

세상의 모든 의학은 사람이 어떤 병에 걸렸는지 연구하고 그 병을 치료하는 데 초점이 맞추어져 있습니다. 그러나 바이탈 에너지 건강법에서는 사람이 어떤 병에 걸렸는지는 중요하게 생각하지 않고 병이 어떤 사람에게 생겼느냐에 초점을 맞추어 치료하는 것을 강조합니다.

내 병은 나을 수 없다는 마음에서 나는 결단코 나을 수 있다는 마음으로 고쳐야 합니다. 마음 치료가 먼저이고 질병 치료는 그다음입니다. 이 말이 곧 질병을 치료하려고 하지 말고 사람을 치료하라는 의미입니다.

어떤 의사는 이런 말을 했습니다. "인간은 죽지 않는다. 단지 자신에게 자신의 목숨이 살해될 뿐이다." 대단히 의미 있는 말입니다. 그러니까 죽고 사는 것은 자신에게 달려 있다는 말입니다. 자신의 본체가 자신의 마음, 곧 정신입니다.

12

몸과 마음의 상관관계

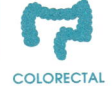
COLORECTAL

몸과 마음의 상관관계는 무엇인가

마음의 운동을 해본 적이 있나

육체적인 건강을 유지하기 위해 운동을 합니다. 운동을 주기적으로 하는 세포와 운동을 전혀 하지 않은 세포는 건강 상태와 면역력이 전혀 다릅니다. 그럼 마음의 운동은 어떻게 하는 걸까요. 마음의 운동이라는 말을 들어본 적이 없으니 알 리가 없지요. 마음의 운동은 바로 웃는 것입니다. 많이 기뻐하고 많이 웃으면 마음의 운동을 많이 하는 것이고 따라서 마음은 건강하게 됩니다.

건강관리라는 말은 흔히 듣지만 마음관리라는 말은 들어본 적이 없습니다. 우리한테 기쁨과 웃음을 앗아가려고 하는 세력으로부터 마음을 지키는 것이 곧 마음관리를 잘하는 것입니다. 이는 앞서 언급한 그대로입니다.

도대체 남사당패가 무엇이기에

옛날에 천연두나 홍역 등 돌림병이 마을에 돌면 어르신들이 "아이고, 남사당패가 와야 하는데" 이런 말씀을 하셨답니다. 어르신들이 왜 그랬을까요?

남사당패가 마을을 돌아다니며 많은 사람을 웃겨주다 보니 그 웃음의 효과로 면역력이 강해져 돌림병에 잘 걸리지도 않고 걸린 사람들의 치료 효과도 빠르게 나타나는 것을 체험했기 때문에 그런 말씀이 자연스럽게 나온 것입니다. 특이하게도 이런 사료는 서양에도 있습니다.

고대 병원은 왜 원형극장 옆에 있었을까

입원 환자들은 하루 24시간이 참으로 무료합니다. 입원 생활을 해 보지 않은 사람은 그 무료함을 잘 모릅니다. 그런데 고대 병원들이 원형극장 옆에 있었던 것은 원형극장의 연극이나 배우들의 만담, 사람의 마음을 즐겁게 하는 여러 가지 경기가 환자들의 무료한 시간을 달래주기에 가장 좋은 방법이었기 때문입니다.

또 하나 부수적인 효과는 원형극장에 가서 여러 가지를 관람하며 한참 웃고 나면 환자들의 치유 효과가 극대화된다는 것을 의사들이 알

앉기 때문입니다. 남사당패나 원형극장의 효과는 어떤 연구나 논문으로 아는 것이 아니라 순전히 경험으로 습득한 결과입니다.

암세포의 특이한 공통점

미국 매사추세츠 의대 존 카밧진 교수는 인체는 하루에도 수백 개씩 암세포를 생성했다 소멸시키고 생성했다 소멸시키는 일을 반복한다고 주장했습니다. 생성과 소멸이 반복되는 이 사이클에서 무엇이 원인이 되었든 돌연변이가 일어난 세포가 정상으로 돌아오지 못하고 자리를 잡을 때는 암세포가 증식되어 암 환자가 되는 것이지요.

그런데 특이하게도 이 사이클이 전혀 먹히지 않는 사람이 있습니다. 정박아나 지적 장애우들입니다. 이들은 왜 정상인과 달리 거의 암에 걸리지 않을까요? 이들이 특이체질이라서 그럴까요? 아닙니다. 여기에는 놀라운 비밀이 있습니다.

정박아와 지적 장애우들이 정상인과 다른 점은 그들은 평생 살면서 스트레스가 뭔지 모른다는 겁니다. 괜히 혼자서 히죽히죽 웃기도 합니다. 근심 걱정이 전혀 없습니다. 장래나 미래에 대한 불안감도 없습니다. 화낼 줄도 모르고 미워할 줄도 모르고 만사 천하태평입니다.

어떤 의미에서는 세상에 그들만큼 행복한 사람들도 없을 겁니다. 일생 동안 스트레스를 모르며 살기에 그들에게는 암세포가 근접을 못하는 겁니다. 정박아나 지적 장애우들을 유심히 살펴보면 같은 나이의 정상인에 비해 훨씬 더 젊어 보이는 것을 알 수 있습니다. 스트레스를 받지 않고 사니까 덜 늙겠지요.

"살짝 맛이 가면 인생은 즐겁다." 이 말의 뜻을 아십니까? 그럼 정박아나 지적 장애우들을 생각해보십시오. 실험 삼아 하루만이라도 좀 모자란 듯 살아보십시오. 인생이 달라집니다. 어떻게 달라질까요?

모자라고 부족한 사람은 모자라고 부족한 모습을 알기에 자기주장을 할 줄도 모르고, 남을 미워할 줄도 모르고, 화낼 줄도 모르고, 탐욕을 부릴 줄도 모르고, 스트레스 받을 줄도 모르고 유전자가 완전히 다른 외계인 같은 삶을 살겠지요. 이런 사람에게는 암세포도 근접하지 못합니다. 혹시 생겼다 할지라도 사라지게 됩니다.

하루에 한 번만이라도 혼자서 히죽히죽 웃어보세요. 자신에게 놀라운 변화가 일어나는 것을 체험할 겁니다. 정상적으로 웃지 말고 맛이 간 사람이 되어 웃어보세요. 어떤 변화가 일어나는지 체험해보아야만 신기함을 느끼게 됩니다.

잠자고 있는 유전자를 깨어나게 하는 비법

유전자는 '멘델의 법칙'으로 유명한 멘델이 지금부터 150여 년 전에 최초로 언급했습니다. 그는 완두콩 실험을 통해서 키가 큰 완두콩과 작은 완두콩을 교배했을 때 항상 키가 작은 성질은 나타나지 않고 키가 큰 성질이 나타나는 것을 보고 이때 나타나는 형질을 우성, 나타나지 않는 형질을 열성이라고 하여 우열의 법칙을 주장했죠.

이와 같이 부모에서 자녀로 이어지며 형질을 결정하는 인자를 유전자라고 하는데 97%나 되는 유전자가 잠들어 있다는 겁니다. 그런데 한참 웃고 나면 잠들어 있는 유전자의 64%가 깨어난다는 겁니다. 세상에 어떤 약도 못하는 일을 웃음과 기쁨이 해낸 겁니다. '심령의 기쁨은 영약'이라는 성경 말씀이 과학으로 입증된 셈이지요.

64%는 기쁨과 웃음으로 깨어나고 나머지 36%는 심리적·영적 영역에서 해결해야 할 과제가 아닐까 생각합니다. 유전자 97%에 면역력, 자연 치유력, 저항력, 생명력에 관한 유전자가 잠들어 있다면 얼마나 아찔한 일입니까? 잠들어 있는 유전자를 깨우기 위해서라도 신비의 영약인 심령의 기쁨, 신의 처방인 웃는 생활이 얼마나 소중한지 다시 한 번 돌아보게 됩니다.

마음과 몸의 상관관계는 온도계보다 더 민감합니다. 의학 용어에 '플라시보 효과(placebo effect)'라는 말이 있습니다. '가짜 약의 효과'라는 말입니다. 환자에게 영양제나 비타민을 주어도 의사의 인기도나 병원의 명성, 간호사들의 자세에 따라 환자의 기분을 북돋아주고 치료 효과를 높여주는 결과가 나타나는 경우입니다.

'노시보 효과(Nocebo effect)'라는 것도 있습니다. 플라시보 효과와 반대되는 현상입니다. 실험자들에게 역시 아무 효과도 없는 비타민 정도의 약을 주면서 사실 두통을 심하게 일으키는 부작용이 있을 수 있다고 하면 실제로 환자들이 두통을 호소하게 되는데 놀랍게도 그 비율이 3분의 2가 넘는다고 합니다.

이것은 플라시보든지 노시보든지 거기에 따라서 우리 뇌가 진통제 성분을 분비하기도 하고 통증제 성분을 분비하기도 하는 반응을 나타내기 때문입니다.

이는 약에서뿐만 아니라 사람에게서도 나타납니다. 환자를 치료하는 의사에게 약한 진통제를 주면서 이 약은 강력한 진통제인데 당신이 치료하는 환자에게 이 주사를 놓으면 효과가 강하게 나타날 것이라고 거짓말하면 그 의사가 환자에게 주사를 놓았을 때 정말로 약한 진통제를 놓았을 때보다 효과가 두 배로 나타난다고 합니다.

마음의 의학인 이미지 요법으로 유명한 칼 사이몬튼 박사는 《암과 스트레스의 심리적 요인》에서 이런 사례를 보고했습니다.

> 지금부터 40여 년 전에 암 치료약으로 유명한 크레비오진이라는 약이 있었는데 이 약으로 치료받은 환자에게서 종양 덩어리가 눈 녹듯이 사라지는 효과가 나타났습니다. 그런데 어느 날 신문에 이 약은 의학적으로 아무런 효과가 없다는 기사가 나자 이 환자는 갑자기 상태가 악화되었습니다. 치료를 담당한 의사가 신문에 난 것은 오래된 약에 대한 기사이고 요즈음 새로 나온 약이 있으니 효

> 과를 두 배로 해서 치료해주겠다고 환자를 위로하며 주사를 놓아주자 환자는 의사 말을 그대로 믿었기 때문에 다시 병에서 회복되었습니다.
>
> 그런데 이때 환자에게 놓아준 주사는 단순한 증류수에 불과했습니다. 증류수였지만 약효가 두 배 이상 강력한 주사라고 하자 효과 또한 두 배 이상 강력하게 나타난 겁니다. 얼마 후 미국의학협회와 보건부에서 이 약이 효과가 없다고 정식으로 발표한 것이 신문에 나자 그 기사를 읽은 환자는 결국 며칠 후 죽고 말았습니다.

미국 하버드 대학 카논 박사는 사형수로 복역하면서 처형될 날을 기다리던 죄수들을 상대로 놀라운 실험결과를 보여주었습니다. "당신은 내일 12시에 교수형이 집행된다"라고 죄수에게 말했더니 그 죄수는 안색이 창백해지고 극도로 초조해 했습니다. 이때 위내시경을 해보았더니 위도 안색이 변한 것처럼 창백해지는 현상이 나타났습니다.

그다음 카논 박사는 "법무부에 특별 상신하여 사형집행이 보류되고 종신형으로 감형되었다"라고 전하자 이번에는 그 죄수의 얼굴이 갑자기 홍조를 띠며 밝은 빛이 되었습니다. 이때 또 내시경을 해보자 위 또한 같은 모습으로 바뀌어 있었습니다.

마음가짐에 따라서 위뿐만 아니라 내장 전체가 이렇게 변화를 일으킵니다. 내장의 변화는 곧 몸의 여러 가지 체액에 변화를 일으킵니다.

이러한 변화는 사람들에게만 나타내는 것이 아니라 동물들에게도 나타납니다. 심리학자 로젠탈 박사는 똑같은 쥐를 두 무리로 나누어 복잡한 미로를 얼마나 빨리 통과하는지 분석해보는 실험을 했습니다. 이 실험을 맡은 실험자들에게 A군의 무리는 머리가 좋아서 미로를 빨리 통과할 것이고 B군의 무리는 머리가 나쁘기 때문에 미로를 잘 찾지 못해 우물쭈물하게 될 것이라고 일러주었습니다.

정말로 실험하고 보니까 머리가 좋아서 행동이 민첩하다고 믿은 쥐들이 머리가 나빠서 미로를 잘 찾지 못하고 우물쭈물하게 될 것이라고 한 쥐들보다 훨씬 빨리 미로를 통과하는 결과가 나타났습니다. 똑같은 쥐들인데 왜 이런 현상이 나타났을까요?

이것은 쥐를 실험하는 실험자들이 머리가 좋다고 한 쥐들을 다룰 때는 머리가 나쁘다고 한 쥐를 다룰 때보다 미로를 빨리 찾고 더 잘 달리게 될 것이라고 믿은 것이 쥐들에게 영향을 주었기 때문입니다. 사람 마음속의 이미지, 생각의 힘은 이렇게 쥐들에게까지 나타납니다.

정신분석학자 융은 마음에는 에너지가 있다고 했습니다. 베너는 마음의 에너지는 물질에 전달이 가능하며 동물과 배양조직, 세포에 영향을 준다고 했습니다. 양자생물학자 글렌 라인은 마음의 힘은 배양 중인 암세포 증식을 억제하는 것이 가능하다고 했습니다. 또 프린스턴 공대 로버트 잔은 마음이 물질에 작용하는 사례를 무려 1,262건이나 확인시켜주었습니다.

마음이 사람을 살리기도 하고 죽이기도 한다

덴마크 철학자 키르케고르는 '절망'을 가리켜 사람을 죽음으로 몰고 가는 병이라고 했습니다. 일반적으로 우리가 생각하는 것처럼 암이나 에이즈 등 불치병이 사람을 죽음으로 몰고 가는 것이 아니라 절망이 그 원인이라는 겁니다. 암이나 에이즈 자체보다 그에 따른 절망이 결국 죽음의 원인이 된 것입니다. 절망이 사람을 죽이는 원인이라면 반대로 희망은 사람을 살리는 원인이 되지 않겠습니까?

"당신 마음이 절망 상태이면 당신은 반드시 죽습니다. 당신 마음이 희망 상태이면 당신은 반드시 살아납니다." 암이라는 진단을 받고 난 다음 자신이 암인 것을 몰랐을 때보다 갑자기 더 악화되는 일이 수많은 환자에게서 나타납니다.

그것은 암에 대한 공포와 절망감이 암세포 확산과 전이를 촉진했기 때문입니다. 희망을 회복하는 것이 무엇보다 급선무입니다. 절망 상태에서는 백약이 무효입니다. 희망 상태에서는 설탕물도 약효를 나타낸다지 않습니까?

미국 캘리포니아에서 '사이몬튼 암 센터'를 운영하는 칼 사이몬튼 박사는 단순히 상상력만으로 암 환자들을 치료했다고 학계에 보고하여 의학계의 이단아라느니 혁명가라느니 하는 말을 듣는 학자입니다.

그는 의학적으로 도저히 불가능한 말기암 환자들에게 희망의 상상력을 불어넣어 환자 22%가 암이 소멸돼버리고 20%가 암이 약화되었다고 보고했습니다. 42%나 되는 사람들이 했다면 여러분이라고 못할 것이 없지 않습니까?

고등학교 다닐 때 이런 경험을 한 적이 있습니다. 점심시간에 친구들과 학교 앞 가게로 빵을 사먹으러 나갔습니다. 그런데 가게 마루 밑에 빵이 하나 떨어져 있었어요. 장난기 있는 친구가 주인 모르게 그 빵을 주워 먹었습니다. 그것을 보고 다른 친구가 주인에게 저 친구가 아주머니 모르게 마루 밑에 있는 빵을 주워 먹었다고 일렀습니다.

이 말을 들은 아주머니가 "아이고, 큰일 났네. 그 빵은 쥐를 잡으려고 쥐약을 발라놓은 건데" 하셨습니다. 그 친구와 우리는 그 말을 듣자마자 정신 나간 듯 병원으로 달려갔습니다. 병원에 가서 이 친구가 쥐약을 먹었다고 자초지종을 이야기하고 빨리 위세척을 해서 이 친구를 살려달라고 야단했습니다.

친구를 응급실에 보내놓고 안절부절못하고 있는데 가게 아주머니가 달려와서 사실은 학생을 놀려주려고 농담으로 한 말인데 어쩌면 좋으냐고 하는 겁니다. 그래서 한바탕 소동으로 끝났지요. 그런데 문제는 의사들에게서 나타났습니다.

이 친구의 혈액, 위액, 소변 등 여러 가지를 검사한 결과 분명히 독성반응이 나타났으니 치료를 받아야 한다는 겁니다. 지금 생각해봐도 참으로 기가 막힌 일이었습니다. 분명히 쥐약을 먹지 않았지만 쥐약을 먹었다고 생각하니까 몸에서 독성반응이 나타난 겁니다. 참으로 놀라운 일이지요.

스위스의 정신과 의사 빅터 프랭클은 600만 명이나 되는 사람이 아우슈비츠 수용소에서 죽어갈 때 자신이 어떻게 살아남았으며 생지옥 같은 그곳에서 살아남은 이들은 어떤 사람들이었는지 심리학 차원에서 연구해 학계에 발표했는데 그 가운데 이런 사례가 있습니다.

어떤 사람이 프랭클에게 와서 자신이 꾼 꿈을 이야기했습니다. 꿈에서 누가 목소리로만 무엇이든 희망이 있으면 말해보라고 하기에 도대체 언제쯤 이 지옥 같은 생활이 끝나는지 알고 싶다고 했더니 5월 30일에 끝난다고 하더랍니다. 그때가 1945년 2월이었는데 이 사람은 꿈을 그대로 믿고 희망에 넘쳐 있었습니다.

그러나 5월이 다가와도 그 희망이 실현될 기미는 보이지 않았습니다. 5월 29일이 되자 그는 갑자기 고열에 시달리며 앓았고 5월 30일에는 중태에 빠졌으며 급기야 5월 31일에 숨을 거두고 말았습니다.

제2차 세계대전이 막바지에 달한 1944년 크리스마스와 1945년 신년 사이에 아우슈비츠 수용소에서는 전에 없이 사망자가 엄청나게 많아졌습니다. 추운 겨울이었기 때문에 전염병이 유행한 것도 아니고 의학적으로 특별한 사망 원인이 될 만한 것도 밝혀지지 않았는데 갑자기 많은 사람이 사망한 것입니다. 왜 이런 일이 일어났을까요?

그 원인은 이렇습니다. 수용소에서 시달리던 사람들은 전쟁이 막바지에 이른 것을 알고 이번 크리스마스에는 꼭 풀려나게 되겠지 하는 희망을 품고 그 희망에 의지하여 하루하루 보냈는데 막상 크리스마스가 지나가도 아무런 변화가 일어나지 않자 갑작스럽게 몰려오는 절망과 낙담이 희망을 상실한 그들을 죽음으로 몰아넣은 것입니다.

전쟁이 막바지로 치닫던 1944년 당시 그들의 희망이 얼마나 절박했는지는 기록으로도 확인되고 있습니다. 장병 사이에 크리스마스 이전에 전쟁이 끝나느냐 아니냐를 놓고 내기가 성행했는데 연합군 사령관 아이젠하워 장군까지 내기를 할 정도였으니 그들의 희망이 어느 정도였는지 짐작이 가지요.

프랭클 자신도 수용소의 고통을 극복하기 위해 현재의 고통에 괴로워하기보다 고통을 극복하고 이 고통 속에서 터득한 심리학적 연구 결과를 강의하는 자기 모습을 날마다 상상했다고 합니다. 혹독한 추위에 시달리면서도 자신은 따뜻하고 아늑한 강의실에서 진지하게 경청하는 수강자들을 대상으로 강의하는 모습을 상상하며 이 상상력을 유일한 희망과 낙으로 삼고 수용소 생활을 견뎠답니다.

수많은 사람이 희생되는 속에서도 마침내 그의 상상력과 희망은 이루어져 오늘날 우리에게 절망과 낙담의 폐해와 희망과 기대의 위력을 증언하고 있습니다. 처음에 그는 자기가 상상하는 희망이 이루어지리라고 믿은 것이 아니라 너무 견디기 어려운 고통의 나날을 어떻게 해서든 잊어버리고 극복하려고 희망의 상상을 즐겼다고 합니다. 그런데 그것이 결국 현실이 되었습니다.

"자신의 미래에 희망이 없는 사람은 수용소에서 살아남을 수 없었다." 이것이 그가 내린 수용소 생활의 결론입니다. 그리고 이 이론은 프랭클 심리학의 핵심이기도 합니다.

로고테라피

프랭클이 수용소에서 살아 돌아온 후 정립한 이론이 로고테라피(logotherapy: 의미요법)입니다. 즉 생명의 의미를 모르는 사람은 천형 같은 수용소 생활에서 살아남을 수 없었고 자신의 생명에 대한 의미가 분명한 사람은 600만 명이 죽어가는 아우슈비츠에서도 살아남을 수 있었다는 겁니다.

프랭클은 자신의 생명의 의미는 수용소에서 희생되는 생명이 아니고 반드시 살아나가서 많은 사람에게 절망과 낙담의 폐해와 희망과 기대의 위력에 대해 강의하고 책을 쓰고 논문을 발표하는 것이라고 상상한 것입니다.

그런데 놀라운 것은 프랭클 자신이 이와 같은 이론을 알고 정립한 것이 아니라 지나고 보니까 그런 현상을 발견하게 되었고, 환자들에게 적용해보니 똑같은 현상이 나타나는 것을 임상을 통하여 확인하고 이론을 정립하게 되었다는 것입니다.

남편을 여의고 슬픔과 실의에 빠져 헤어나지 못하고 급기야 우울증에 시달리며 하루하루 약에 의존하여 살아가는 환자가 있었습니다. 이런 경우 거의 신경안정제와 항우울증제를 처방하고 잠자는 것을 돕기 위해 수면제를 처방하는 것이 전부입니다.

이 환자에게 프랭클의 로고테라피는 어떤 효과가 있었을까요? 프랭클을 찾아온 이 환자에게 프랭클은 아무 약도 처방하지 않고 이야기

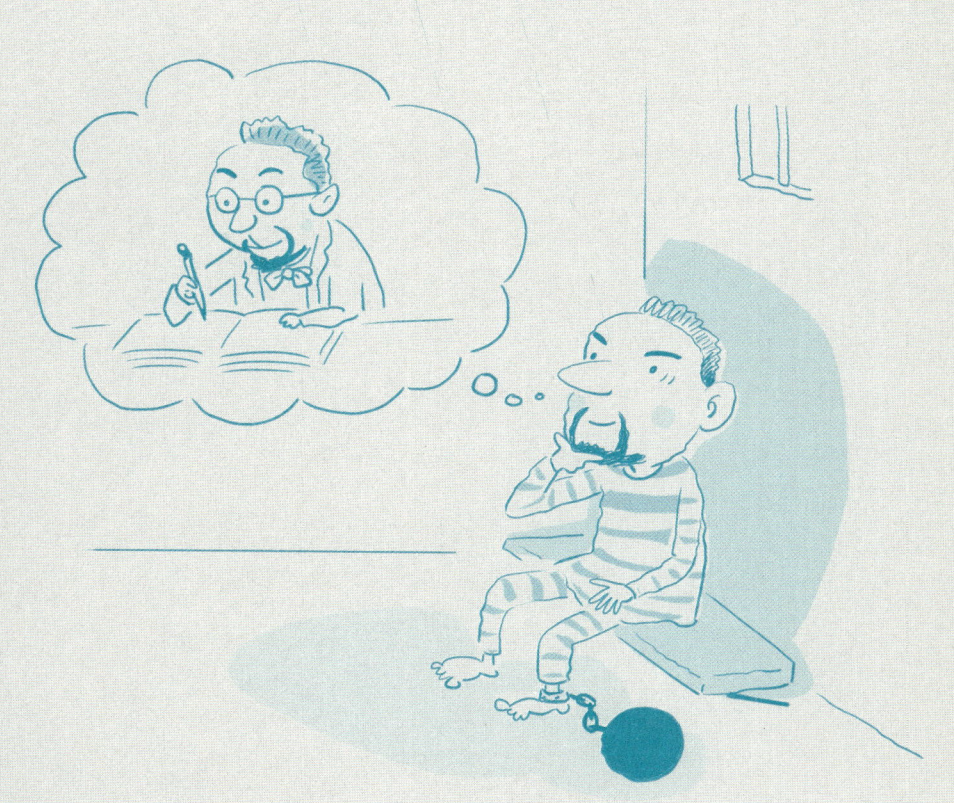
| 상상의 힘은 현실보다 강하다. |

만 몇 마디 했습니다.

"입장을 바꿔서 사모님께서 돌아가시고 남편께서 살아 계신다면 남편께서 사모님처럼 슬퍼하고 실의에 빠져 우울증에 시달리며 신경안정제와 수면제로 세월을 보내는 모습을 원하시겠어요?"

환자의 답변은 단호했습니다.

"아니지요."

"그럼 어떻게 하시겠어요?"

"'여보, 나 좋은 곳에 와 있으니까 그렇게 슬퍼하지 말고 어서 더 좋은 사람 만나서 전에 나하고 지낼 때처럼 재미나게 살다가 이 담에 우리 꼭 다시 만나요' 그래야지요."

"그래도 남편이 계속 슬퍼하면 어떻게 하지요?"

"속상하지요."

"그럼 사모님께서는 하늘나라에 계신 남편께서 계속 속상하시기를 원하세요?"

환자의 상태는 극과 극으로 전환된 겁니다. 내 생명의 의미가 슬픔에 빠져 남편을 속상하게 하는 것일까? 내가 어떻게 살아가야 남편이 기뻐할까? 생명의 의미를 깨닫는 순간 모든 문제가 해결되었습니다. 이것이 바로 로고테라피의 핵심입니다.

생명의 의미

우주 공간에 있는 수많은 생명체는 다 존재 의미가 있기 때문에 존재합니다. 존재 의미가 없는 생명체는 사라지게 되어 있는 것이 우주 질서입니다. 인류 역사상 최초로 아프리카를 동서로 횡단하며 탐험한 탐험가 리빙스턴은 "사람은 사명을 다하기 전에는 절대로 죽지 않는다"라는 유명한 말을 했습니다.

인류 최초로 아프리카를 동서로 횡단하는 탐험을 했으니 죽을 고비를 얼마나 많이 넘겼겠습니까? 그러나 그의 신념은 흔들리지 않았습니다. 탐험 성공이 사명이었으니까요. 프랭클의 이론대로라면 그는 이미 로고테라피를 실천하고 있었던 것이지요.

당신의 생명의 의미는 어디에 있습니까? 왜 암을 이기고 살아야 한다고 생각합니까? 당신이 살아야 할 가치는 어디에 있다고 생각합니까? 지금부터라도 '생명의 의미'를 찾으십시오. 지금부터라도 '사명'을 찾으십시오. 투병 의지가 하늘과 땅 차이로 달라질 테니까요.

희망의 상상력, 생명의 열쇠

《제3의 물결》의 저자로 널리 알려진 앨빈 토플러는 "절망은 도덕적인 죄일 뿐만 아니라 도저히 용납할 수 없는 부당행위이다"라는 말을 했습니다. 그 이유는 절망은 인류의 미래를 핵폭탄보다 더 어둡게 하기 때문입니다.

나폴레옹이 "내 사전에 불가능은 없다"라고 한 것처럼 환우 여러분의 사전에 절망은 없다고 다짐하십시오. 희망의 상상력은 아우슈비츠에서도 살아남게 했고 암도 42%나 극복하게 했으며 미물에 불과한 쥐들에게도 효력이 나타났습니다.

죽고 싶으면 절망하십시오. 그러나 살고 싶으면 희망의 상상력을 발휘하십시오. 희망의 상상력은 세상 어디에서도 구할 수 없는 명약 중의 명약이며 하나님이 인정하신 신비로운 영약입니다.

내가 체험한 아우슈비츠 수용소

잔여 수명이 6개월에서 1년이라는 의사의 진단이 나왔을 때, 그것도 항암치료를 했을 때 그렇다면 항암치료를 받지 않을 사람은 아무도 없을 겁니다. 지금 생각해보면 어떻게 사정하다시피 붙잡는 주치의를 뿌리치고 처방해준 약도 쓰레기통에 던져버리고 병원을 박차고 나올 수 있었는지 오싹해지기도 합니다.

당시에는 대체의학이나 보완요법에 대한 정보도 귀했고 있다 해도 눈곱만큼도 아는 바가 없었는데 어떻게 그런 결단을 내릴 수 있었는지 모릅니다. 주치의 선생님에게 이렇게 질문했습니다.

"항암 처치하면 암이 치료됩니까?"

"아이고, 암을 치료하는 약이 세상에 어디 있나요? 생명을 조금 더 연장해주고 삶의 질을 좀 높여주고 고통을 좀 덜어주기 위해서 하는 거지요."

"그렇게 해서 몇 개월 더 살자고 머리 다 빠지고 치료할 때마다 지옥 같은 고통을 당해야 하는 항암치료는 안 받겠습니다."

그때만 해도 항암치료가 얼마나 고통스러웠는지 주사약을 불주사라고 했습니다. 간호사들이 까만 비닐봉지로 싸가지고 올 정도였으니까요. 지금은 구토억제제, 식욕촉진제도 많이 개발되어 있지만 그때만 해도 여기저기서 애간장이 끊어지는 듯한 구역질 소리가 밤새 끊이지 않아 암 병동은 따로 분리할 정도였고 지옥 같은 고통을 이겨내기가 너무 힘들어 항암치료를 포기한 환우가 한둘이 아니었습니다.

퇴원하고 난 뒤 기분이라도 전환하기 위해 잠자리를 옮겼는데 나중에 알고 보니 수맥이 있는 곳에서 수맥이 없는 곳으로 옮긴 거였더군요. 그리고 식단은 완전히 자연 채식으로 바꾸었습니다. 알고 보니 이것도 참 신기한 일이더라고요. 누가 그렇게 하라고 한 것도 아닌데 자연스럽게 그런 변화가 일어났습니다.

그리고 저는 그날부터 매일 등산하고 세미나를 했습니다. 상상 속에서요. 기필코 암을 이겨내고 설악산 대청봉과 한라산 백록담을 맨발로 뛰어오르리라. 그리고 이렇게 암을 이겨내었다, 여러분도 저같이 하면 이길 수 있다고 전국을 다니며 세미나를 하리라. 비실비실 다 죽어가는 주제에 이런 상상을 했습니다.

고등학교 때부터 운동으로 다져진 근육질 체중이 84kg이었는데 수술하고 나니 54kg이 되더군요. 키가 165cm밖에 안 되는데 쇠고기 50근이 빠져나간 겁니다. 그래도 저는 하루도 쉬지 않고 등산하고 세미나를 했습니다. 하루도 빠짐없이 암세포와 대화를 나누었습니다. 나중에 알고 보니 이게 바로 아우슈비츠 수용소에서 터득한 프랭클의 로고테라피였습니다.

구두를 묶어서 베개로 사용하며 잠을 청해야 했고 매일 가까이에 있는 수많은 수감자가 가스실로 끌려가 연기로 사라지는 지옥 같은 상황에서도 원고 쓰고 강의하고 세미나를 하는 생명의 의미를 정신 나간 사람처럼 반추했더니 신기하게도 그대로 이루어진 게 로고테라피 아니었습니까?

주치의가 처방해준 약봉지를 쓰레기통에 던져버리고 퇴원해서 정확히 11개월 뒤 맨발로 설악산 대청봉에 올라설 수 있었습니다. 대청봉에 올랐다가 하산한 다음 시간을 보니까 일등으로 하산한 저와 그다음 하산한 2등의 시간차는 무려 2시간 40분이었습니다.

5개월 뒤 한라산 백록담을 역시 맨발로 올랐습니다. 그것도 일행 중에 가장 먼저. 그때 제 심정이 상상이 되는지요. 산을 오르는 게 아니고 날아가는 것만 같았습니다. 병원에서 퇴원하고 10년이 지나서 다른 일로 동네 병원에 들렀습니다. 그 의사가 하는 말이 저를 수술했던 주치의 선생님이 자기 은사님인데 은사님만 아니면 오진한 것이 아닌가 할 정도로 건강이 좋은 상태라고 하더군요.

수술하기 전 몸이 너무 안 좋아서 여기저기 한의원에 들렀더니 이렇게 건강이 안 좋은 사람은 서울 시내에서 서너 명 있을까 말까 할 정도로 악화되었다고 했는데 10년이 지나 건강검진을 했더니 정반대 말을 했습니다. 건강이 이렇게 특이하도록 완벽한 사람은 서울 시내에 서너 명 있을까 말까 할 거라고요. 지성이면 감천이라는 말은 그냥 있는 것이 아닙니다. 지성이면 감천이 된 경험에서 나온 말입니다.

기적의 씨앗이 마음인가 몸인가

모든 씨앗은 땅에 심으면 반드시 싹이 나고 자라고 꽃이 피고 열매를 맺게 되어 있습니다. 씨앗을 심었는데 싹이 나지 않는다면 그것은 씨앗이 아닌 돌멩이를 심었든지 씨앗이라고 심었는데 사실은 겉모습만 비슷한 죽은 씨앗을 심었든지 무슨 문제가 생긴 거지 정상적인 씨앗을 심었는데 싹이 안 날 리가 있겠습니까?

기적의 씨앗은 몸으로 심는 것이 아니고 마음으로, 영으로 심는 겁니다. 어떻게 마음으로 기적의 씨앗을 심을까요? 그것을 위해서 선각자가 있고 영 능력자가 있습니다. 이 책 내용을 참고해보십시오.

암과 투병하는 환우 여러분은 암과 싸워 이겨본 적이 없습니다. 그렇기 때문에 그 방법도 알지 못합니다. 그래서 앞서 간 자의 도움과 많은 경험이 필요합니다. 명심하십시오. 암에는 약이 없습니다. 세계적으로 암을 치료하는 약은 없습니다. 암을 이겨낼 사람은 오직 자기 자신뿐입니다. 정직한 의사들은 인정하는 사실입니다. 그 흔해 빠진 감기 치료약도 없는 것이 현실 아닙니까?

환자의 자연 치유력에 도움을 주는 것이 의사가 할 일이고 결국 치료는 환자 자신의 몫입니다. 앞에서 플라시보 효과와 노시보 효과에 대해 들었지 않습니까?

기적의 씨앗을 심으십시오. 이 책 내용을 숙지하고 실천해보십시오. 반드시 기적은 일어납니다. 도저히 자신이 없다면 억지 부리지 말고 조용히 마음을 정리하고 운명을 받아들이십시오.

암 환자의 기적은 두 가지입니다. 암을 이겨내는 것과 평안한 마음으로 운명을 받아들이는 것입니다. 내가 이 땅의 삶을 정리하고 나를 위하여 예비된 또 다른 세계를 향하여 갈 준비를 한다는 것 자체도 기적인 것입니다.

13

반지요법

LIVER

모든 광물은 에너지를 방사한다

모든 광물은 그 광물만의 독특한 에너지를 방사합니다. 마치 사람의 개성처럼 비슷하면서도 전혀 다른 에너지입니다. 지금까지 물질을 구성하고 있는 원자 수가 100여 가지 이상 밝혀졌는데 모든 원자마다 나름대로 에너지가 있습니다.

그중에서도 광물의 에너지는 맥반석이나 온돌의 구들장 같은 미미한 것에서부터 히로시마를 날려버릴 정도로 상상을 초월하는 우라늄이나 플루토늄에 이르기까지 다양합니다.

지구상에 존재하는 에너지 가운데는 유익한 에너지도 있고 유해한 에너지도 있습니다. 그중에서 바이탈 에너지를 강화해줄 수 있는 에너지를 건강에 이용하는 것이 반지요법(ring therapy)입니다. 반지요법뿐만 아니라 선조들은 광물의 에너지를 일찍이 인정했기에 안방 문갑에 고급 도자기를 올려놓을 줄 알았고 특정한 광물로 빚은 호리병에 술을 담아 마셨습니다. 그 광물에서 방사되는 에너지를 알았기 때문입니다.

도자기에서 방사되는 에너지가 건강에 도움이 되고 호리병에 술을 담아 먹으면 술 맛이 좋다는 걸 직감과 경험으로 알았습니다. 스테인리스, 알루미늄, 플라스틱 용기를 사용하기 전 우리 식탁에서는 유기그릇과 도자기 그릇을 사용했습니다.

그 용기를 음식 그릇으로 사용하면 발효식품은 숙성이 잘되고, 음식 맛이 빨리 변하지 않고, 맛이 더 좋다는 것을 알고 그 에너지를 생활에 이용한 겁니다. 방짜 유기그릇의 신비함은 현대과학도 아직 밝히지 못하고 있습니다. 왜 이 그릇에서는 식중독균이 증식을 못하는지, 왜 음식이 쉬 상하지 않는지 메커니즘은 모르지만 현실적으로는 분명 확인되는 에너지가 존재합니다.

반지는 아무 손가락에나 끼면 안 된다

백일잔치나 돌잔치를 하고 난 아기들이 심하게 앓는 경우가 있습니다. 잔치하느라고 힘들어서 그런다고들 합니다. 물론 그럴 수도 있지만 사실 또 다른 이유가 있습니다. 백일잔치나 돌잔치를 할 때 들어온 금반지를 아기 손가락에 끼워주는데 이것이 원인일 수 있습니다.

사람의 손가락은 오장육부의 바이탈 에너지에 영향을 미치는 반응점을 가지고 있습니다. 어떤 손가락에 어떤 물질의 반지를 끼우느냐에 따라 거기에 연결된 장기의 바이탈 에너지를 강화할 수도 있고 약화할 수도 있습니다. 현대의학에서는 인정하지 않지만 중의나 한의, 동의(북한에서는 한의를 동의라고 함. 《동의보감》에서 유래), 오랜 경험과 현상의 임상으로 확인되었기 때문에 장기와 다섯 손가락의 건강 관계를 중요하게 인정합니다.

똑같은 금반지지만 엄지손가락에 끼워야 할 사람이 있고 무명지에 끼워야 할 사람이 있습니다. 엄지에 낄 사람이 무명지에 끼고 무명지에 낄 사람이 엄지에 낀다면 건강을 해치는 결과가 나타납니다.

간이 좋지 않은 사람과 위가 좋지 않은 사람은 똑같이 금반지를 끼워도 각각 그 장기에 도움이 되는 손가락에 끼워야 합니다. 역시 같은 방법으로 같은 손가락에 금반지를 끼워야 할 사람이 있고 은반지를 끼워야 할 사람이 있습니다.

건강에 이상이 있는 분들이 장신구를 사용할 때는 반드시 그 분야의 경험자나 전문가의 도움을 구해야 건강에 도움을 받을 수 있습니다. 아무 생각 없이 반지를 끼거나 장신구를 사용할 경우 건강한 사람은 큰 변화가 없지만 투병 중이거나 민감한 사람은 큰 해를 입을 수 있습니다.

금은 왜 보석의 기준인가

결혼식 예물, 아이들 백일이나 돌 선물, 행운의 열쇠, 기념 잔치 선물 등에는 금을 가장 많이 사용합니다. 왜 그럴까요? 상온에서 영원히 변하지 않는 물질에 속하니까 그런 겁니다. 그렇게 영원히 변하지 말라고요. 그런데 왜 예부터 사람들은 금으로 반지를 만들어 손가락에 끼고 팔찌로 사용했을까요? 그렇게 하는 것이 뭔가 좋고 도움이 되었으니까 그런 거지 만약 그렇게 하는 것이 나쁘고 도움이 되지 않았다면 오랜 세월 그렇게 하지는 않았을 겁니다.

손가락 다섯 개를 한방에서는 엄지부터 간, 심, 비, 폐, 신, 담, 소, 위, 대, 방 이렇게 분류합니다. 이는 《황제내경》부터 웬만한 한방 의서에서는 다 언급하고 있습니다. 즉 간이 좋지 않은 사람은 엄지손가락에 반응점이 나타납니다. 이때 엄지손가락에 금반지를 끼워주면 간의 바이탈 에너지가 강화됨을 확인할 수 있습니다. 다른 장기도 마찬가지입니다. 금반지를 끼워야 할 손가락을 감별하여 착용하면 건강에 상당히 도움이 되는 것을 확인할 수 있습니다.

다이아몬드의 신비한 마력

전 세계 수많은 종족이 언어와 풍습에 다른 점이 많지만 한 가지 공통점이 있습니다. 그것은 모든 종족이 다이아몬드를 최고 보석으로 인정한다는 점입니다. 다이아몬드의 어떤 점에 그런 마력이 있을까요? 물론 최고 보석이니까 당연히 그렇겠지요. 그럼 왜 다이아몬드가 최고 보석일까요?

여러 가지 이유가 있겠지만 건강에 관심을 가지고 모든 사물을 바라보는 처지에서 연구해보면 지구상 많은 광물 중에서 사람의 바이탈 에너지를 가장 강화해주는 광물이 다이아몬드인 것과 무관하지 않다고 생각합니다. 사람들은 다이아몬드를 몸에 지니면 건강이 좋아지고 도움이 된다는 것을 무의식중에라도 알았던 겁니다.

왜 다이아몬드가 바이탈 에너지를 강화하고 건강에 도움이 될까요? 이를 더 깊게 연구하는 학자들은 다이아몬드의 정육각형 구조와 몸에 좋은 물의 구조인 육각수, 적혈구의 육각형 구조 사이에 어떤 연관관계가 있는 것이 아닐까 추론해봅니다.

어떻든 간에 건강에 도움이 되는 에너지가 광물에 있는 것은 분명한 사실이고 우리는 이것을 건강에 이용하면 되는 것이지 학문적으로 어떻고, 의학적으로 어떻고 따지는 것은 학자들이 할 일입니다

신체 에너지에 반응하는 광물 에너지

모든 에너지에는 생명이 있습니다. 그렇기 때문에 에너지는 살아

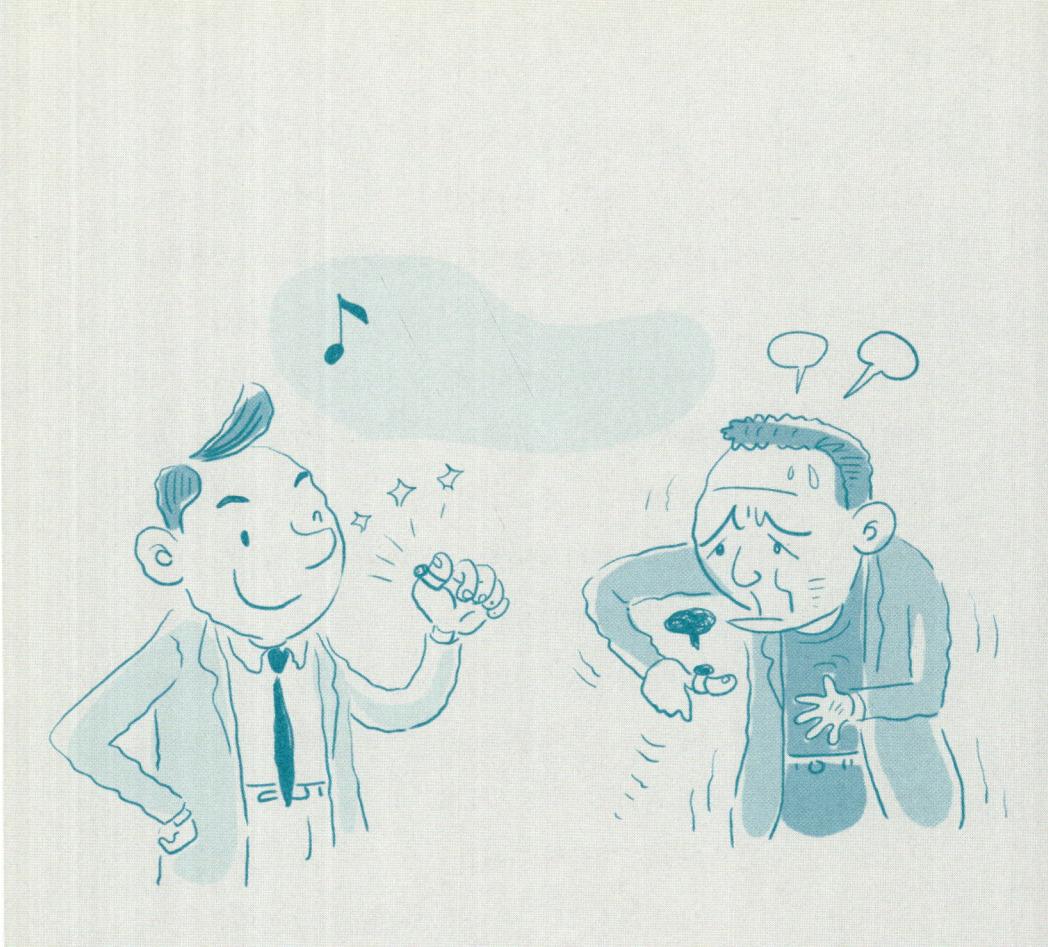

| 건강한 사람은 금반지가 반짝반짝 빛이 난다. |

있습니다. 따라서 살아 있는 에너지는 같은 에너지에 반응할 수밖에 없습니다. 인체 에너지에 광물 에너지는 어떻게 반응할까요?

넷째손가락에 금반지를 끼었을 때 폐 기능이 건강한 사람은 금반지 광택이 반짝반짝 윤이 날 정도로 맑고 밝습니다. 그러나 폐 기능이 약한 사람은 반지의 광택이 죽어 있습니다. 그래서 반짝거리는 광택이 전혀 없습니다.

엄지손가락에 금반지를 끼었을 때 간 기능이 건강한 사람은 역시 반지가 반짝이며 빛이 납니다. 그러나 간 기능이 병약한 사람은 빛이 죽어 있습니다.

그래서 사람들은 어리석게도 광물의 빛이 죽어 있으면 그 원인을 찾아서 해결하려 하지 않고 광물을 합금하여 18금, 14금으로 변형해 빛을 유지하려고 했습니다.

옛사람들이 금과 은으로 만든 장신구를 몸에 지니려고 한 것은 그것이 부와 귀의 상징이기도 했지만 더욱 중요한 것은 의술이 발달하지 않은 그 시절 몸에 지닌 광물 에너지의 상태를 보고 건강 상태를 예측할 수 있었기 때문입니다.

인체 에너지에 반응하며 광물의 광채가 변하고 색깔에 변화가 일어나는 메커니즘은 아무도 모릅니다. 다만 경험으로 확인해볼 때 건강하면 빛나고 병약하면 빛이 죽는 것만은 불변의 현상이었습니다.

이 원리를 이용하여 한약을 달일 때 독성 여부를 은수저 변색 여부로 확인할 수 있었고, 부녀자들의 머리에 꽂은 금비녀, 은비녀의 색채를 보고 건강 상태를 살펴볼 수 있었던 것입니다.

경명 주사로 부적을 그려서 문지방에 붙여놓고 잡귀를 쫓으려고 한 풍습은 꼭 미신이라기보다는 그 광물에서 방사되는 에너지에 요즘의 세균과 바이러스를 물리치는 에너지가 있다는 것을 어떻게 알았는지 모르지만 알고 행한 것입니다.

14

기도의 과학

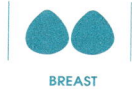
BREAST

과학으로 입증된 기도의 힘

마음의 신비한 힘을 현실화할 수 있는 구체적인 방법이 기도입니다. 생각의 힘이 신체에 어떤 영향을 미치는지는 앞서 여러 가지 사례를 통해서 확인해보았습니다. 이제는 그 사례를 체험할 수 있는 방법을 알려드리겠습니다.

사람들은 흔히 기도는 비과학적이고 주술적이고 미신적인 것처럼 치부하는 경향이 있습니다. 그러나 마음과 생각의 힘이 얼마나 큰지는 이미 과학으로 입증되었습니다. 기도의 힘은 다른 말로 마음과 생각의 힘을 의미합니다.

기도하기 전에 마음을 청결하게

앞에서 사람의 마음은 생명의 근원이 된다는 것을 살펴보았습니다. 사람의 생각은 그 사람의 운명을 결정합니다. 세상에는 2만 4,000여 가지 일거리가 있다고 합니다. 그 많은 직업 중에서 현재 직업을 택하게 된 것은 그 직업에 대한 생각을 가장 많이 했기 때문입니다. 생각이 운명을 결정했지 않습니까?

똑같이 남풍을 받아 항해하는 배가 어떤 배는 동쪽으로 가고 어떤 배는 서쪽으로 갑니다. 왜 이렇게 차이가 날까요? 배의 방향을 조종하는 돛과 키의 방향이 서로 다르기 때문입니다.

여기서 우리는 불어오는 바람의 힘을 하나님의 능력에 비유할 수 있고 배의 돛과 키를 생각에 비유할 수 있습니다. 우주를 지배하는 하나님의 신비한 능력은 우리 생각을 통하여 여러 가지 모양으로 나타납니다.

하나님의 신비한 능력을 신체에 치료 능력으로 활용하려는 것이 곧 기도인데 기도하는 사람이 먼저 할 일은 마음을 깨끗이 청소하는 일, 즉 잘못을 회개하고 용서받는 일입니다. 하나님의 손길은 죄와 악이 자리 잡고 있는 마음에서는 효력이 나타나지 않습니다.

구약성경 이사야서에는 이런 내용이 있습니다. 아무리 기도해도 하나님께서 들어주지 않으니까 이스라엘 사람들이 "도대체 왜 하나님께서 우리 기도를 안 들어주시는 걸까?" 하고 궁금해 했습니다. 이때 이

사야 선지자는 이렇게 말합니다.

> 하나님의 손이 짧아서 너희를 구하지 못하는 것도 아니고 하나님의 귀가 둔하여 너희 기도를 듣지 못하심이 아니라 오직 너희 죄악이 너희와 너희 하나님 사이를 내었고 너희 죄가 그 얼굴을 가리어서 너희를 듣지 않으시게 함이니 (이사야 59:1)

죄가 있는 사람은 하나님께 아무리 기도해봐야 들어주시지 않습니다. 먼저 그 죄를 해결해야 하는데 그것이 바로 마음을 청결하게 하는 것이고 다른 말로 회개하는 것입니다. 죄라는 말은 헬라어로 '하말티아'라고 하는데 이 말은 사격 용어로 과녁에서 빗나갔다는 뜻입니다. 하나님의 뜻에서 빗나간 삶이 곧 죄입니다. 지난날이야 어떻게 살았든 간에 하나님께 기도를 드리려고 하는 사람은 지난날 빗나간 삶을 회개하고 용서를 받아야 합니다.

"하나님, 내가 지난날 이렇게 잘못했습니다. 그 잘못을 뉘우치고 회개합니다. 나를 용서해주시고 내 병을 고쳐주십시오"라고 기도드리는 것입니다. 중병이나 불치병을 앓는 환우들은 대부분 그 병에 걸릴 수밖에 없는 삶을 살았습니다. 물론 깨끗하고 양심적으로 살았는데도 병에 걸린 경우도 얼마든지 있지요.

그러나 대부분의 경우 병 걸릴 짓을 하면 병에 걸리게 되어 있는 것이 자연의 법칙입니다. 죽을 짓을 하면 죽게 되어 있는 것이지요. 병 걸릴 짓을 다 해놓고 나으려고 한다면 그것 자체가 부조리지요. 죽을 짓을 해서 죽을병이 들었는데 죽지 않으려고 몸부림한다면 말이 됩니까? 그건 순 억지지요. 그러니까 원인부터 제거하기 위해 지난날의 잘못된 삶을 회개하는 것입니다.

미움, 원망, 분노, 절망, 저주, 방탕, 음란, 거짓, 탐욕, 쾌락, 자학, 온갖 스트레스, 하나님의 뜻을 거스른 모든 삶의 자세 등을 다 풀어버리고 털어버리고 회개하고 뉘우치고 마음이 깃털같이 홀가분해야만 올바른 기도를 드릴 수 있습니다.

더럽고 해진 누더기 옷을 입고 아무리 아름답게 화장한들 무슨 의미가 있겠습니까? 자신의 마음과 삶이 변화되지 않은 채 아무리 기도해봐야 헛일입니다. 무엇보다 먼저 회개하십시오. 병을 나으려고 하지 말고 자신이 변화되려고 하십시오. 사람이 변화되면 병은 자연히 낫게 되어 있습니다.

네 믿음대로 돼라

기도가 이루어지는 핵심 비법이 바로 이 말입니다. 어느 날 시각장애인 둘이 예수님을 찾아와서 자신들의 눈을 뜨게 해달라고 간구했습니다. 그때 예수님께서 "내가 그 일을 할 수 있다고 믿느냐?" 하고 물으시니까 시각장애인들이 그렇다고 하자 예수님께서 두 사람에게 하신 말씀이 바로 "네 믿음대로 돼라"였습니다. 그랬더니 그들이 보게 되었습니다. 이것이 무슨 말입니까? 사람은 자기가 믿는 대로 된다는 것입니다.

믿음이라는 헬라어는 '피스튜오'인데 이는 '사실이라고 생각하는 것'이라는 뜻입니다. 다른 말로 쉽게 표현하면 믿음이라는 말은 자기 마음속에 상상하는 것을 의미합니다. "네가 상상하는 대로 돼라." 이것이 예수님께서 기도하는 사람에게 들려주시는 말씀입니다. 이 병으로 죽겠다고 상상하면 반드시 죽습니다. 병이 나을 거라고 상상하면 반드시 낫습니다. 이것이 바로 기도의 법칙입니다.

지금부터 3,500여 년 전에 이스라엘 사람들이 이집트에서 400년이 넘도록 노예 생활을 하다가 탈출에 성공하여 가나안 땅에 정착하는 민족의 대이동이 있었습니다. 이때 이스라엘 사람들이 이집트에서 나온 총 숫자가 60만 3,550명이었습니다.

그런데 40년 세월이 지나 정작 가나안 땅 정착에 성공한 사람은 여호수아와 갈렙이라는 두 사람뿐이었습니다. 60만이 넘는 사람들 중에서 왜 이 두 사람만 성공했을까요? 성경은 그것을 가리켜 이 두 사람은 생각이 다른 사람들과 달랐기 때문이라고 합니다. 달리 표현하면 상상력이 달랐기 때문입니다.

> 오직 내 종 갈렙은 그 생각이 그들과 달라서 내가 가나안 땅으로 들어가게 하겠다(민수기 14:24)

세계를 지배하고 있는 유대민족의 역사도 상상력에서 비롯된 것입니다. 이 말을 현실에 대입해보십시오. 암에 걸린 사람은 60만 명이 넘는데 오직 상상력이 다른 사람만 나을 수 있다는 말이 되는 것입니다. 상상력만으로는 부족하니까 상상력에 하나님의 도움을 구하는 것이 바로 기도입니다.

사람의 생각이 어떠하면 그 사람도 그러하다(잠언 23:7)

성경이 우리에게 가르쳐준 삶의 지혜는 무궁무진합니다. 그러나 그중 핵심을 정리하면 잠언의 말씀처럼 생각이 그 사람을 만든다는 것입니다. 예수님은 이 말을 "네 믿음대로 돼라"라고 말씀하셨습니다.

생각과 말의 법칙

생각과 상상력의 법칙은 앞에서 살펴보았습니다. 그러면 우리가 하는 말에는 어떤 힘이 있을까요? 말이 씨가 된다는 말을 기억합니까? 누가 언제부터 한 말인지 모르지만 아주 정확한 말입니다. 바로 성경에 있는 말이거든요.

사람은 입술의 열매를 먹고 산다(잠언 18:20)
말이 사람을 죽이기도 하고 살리기도 한다(잠언 18:21)

누에가 자기 입에서 나오는 실로 자신을 감싸는 누에고치를 만들듯이 사람은 자신의 입에서 나오는 말로 자신을 죽이기도 하고 살리기도 합니다.

해소 천식으로 고생하는 어린 딸을 안타까워한 아빠가 입버릇처럼 하는 말이 있었습니다. "우리 딸의 해소 천식만 낫게 해준다면 팔이라도 하나 떼어줘도 아깝지 않겠다"라고 말입니다. 그런데 어느 날 이 아빠가 교통사고로 한쪽 팔을 절단해야 하는 중상을 입어 수술했습니다. 그런데 깜짝 놀랄 일이 일어났습니다. 그때부터 그의 어린 딸을 그토록 괴롭히던 해소 천식이 씻은 듯이 나았습니다.

말로는 도저히 설명조차 할 수 없는 이러한 현상을 우리는 어떻게 보아야 할까요? 단순히 기적이라고만 할 수는 없지 않습니까?

대한항공기 폭파사건으로 온 세계가 난리 난 적이 있었지요. 지금 같으면 어림도 없겠지만 구소련은 그런 일도 저질렀습니다. 이 뉴스를 지켜보던 어떤 분이 "사람은 죽을 때 저렇게 죽어버리면 제일 편하겠어." 이런 끔찍한 말을 했습니다. 하고 많은 말 중에 왜 그런 말을 했을까요. 이 분에게 어떤 일이 일어난 줄 아십니까? 목포공항 사고로 정말 대한항공기 폭파 피해자처럼 돌아가셨습니다. 이사야 선지자는 하나님의 정체를 소개하면서 이렇게 말했습니다.

입술의 열매를 짓는 나 여호와(이사야 57:19)

하나님은 사람의 입에서 나오는 말을 듣고 그 사람 말 그대로 그 사람을 창조해주시는 신이라는 말씀입니다. 말은 어디서 나올까요? 사람의 내면세계에 숨어 있는 정신이 밖으로 모습을 드러내는 방법이 말입니다. 말하지 않으면 그 사람이 어떤 생각을 하는지 알 수 없지만 말을 들어보면 그 사람의 생각을 알 수 있습니다.

그러므로 말은 곧 생각의 결과입니다. 이스라엘 사람 60만 3,550명 중에서 두 사람만 가나안에 들어간 배경을 다시 한 번 살펴봅시다. 여호수아와 갈렙은 생각이 다른 사람들과 달랐다고 했는데 그들의 생각이 다른 사람들과 달랐던 것을 어떻게 알 수 있었을까요.

> 여호와의 삶을 가리켜 맹세코 너희 말이 내 귀에 들린 대로 내가 너희에게 시행하겠다(민수기 24:28)

여호수아와 갈렙은 자신들이 반드시 가나안 땅을 정복할 것이라고 생각하고 상상했기에 그대로 말했고, 다른 사람들은 자신들이 가나안 땅을 정복하는 것은 도저히 불가능한 일이라고 생각하고 상상했기에 "우리는 다 죽었다. 우리는 다 망했다"라고 말했습니다. 하나님께서 그들이 하는 말을 들으시고 "나의 삶을 가리켜 맹세코 너희 말대로 해 주겠다"라고 하셨던 것입니다. 말의 힘은 이렇게 놀라운 결과를 나타냅니다.

그래서 지금부터 2,500여 년 전 히포크라테스는 "치료의 근본은 말, 그다음에 약, 마지막에 칼이다"라고 했습니다. 여기서 말이란 무엇을 의미하는 것일까요? 물을 것도 없이 의사와 환자 사이에 주고받는 말입니다. 만약 의사가 환자에게 "이 병은 절대로 나을 수 없습니다"라고 했다면 그 환자 상태가 어떻게 될 것 같습니까?

의사의 말 한마디에 환자의 생명이 왔다 갔다 합니다. 의사가 환자를 치료하면서 가장 먼저 하는 치료 수단이 말입니다. 의사가 환자에게 질병 상태를 설명하고 치료 과정을 설명할 때 이미 치료는 시작된 겁니다. 잠언에 있는 말씀처럼 말로 사람을 죽일 수도 있고 살릴 수도 있습니다.

기도는 힘이 가장 강력한 말

삼각형을 상상하고 있는데 동그라미를 그릴 수는 없습니다. 동그라미를 상상해야만 동그라미를 그릴 수 있습니다. 병이 완치된 건강한 모습을 상상해야만 그 기도를 드릴 수 있습니다. 가장 강한 상상력, 가장 강한 말의 힘은 곧 기도입니다. 기도는 사람을 상대로 하는 말이 아니라 신, 곧 하나님을 상대로 하는 말이기 때문입니다.

기도의 핵심 열쇠는 상상력과 말에 있습니다. 상상하고 기도한 대로 이루어집니다. 기도 응답은 생각과 말의 법칙(mind and language Law), 즉 엠엘 로우(ML-Law)입니다. 이 엠엘 로우에 대해서는 다음 장에서 더 구체적으로 설명하겠습니다.

요즈음은 과학자들도 기도의 효력을 인정하는 이들이 많은데 그 대표적 인물이 미국 하버드 대학교 의대 교수 하버트 벤슨입니다. 그는 기도를 반복해서 하게 되면 심신 이완작용이 일어나고 심신 이완작용은 곧 질병 치료에 효험이 있다고 주장했습니다.

심신 이완작용은 스트레스 작용의 반대 현상으로 스트레스를 받으면 호흡이 가빠지고 맥박이 빨라지고 혈액이 걸쭉해지고 혈관이 수축되고 근육이 경직되는 등 여러 가지 현상이 나타나는데 이러한 현상과 반대되는 것을 의미합니다.

1996년 〈타임(Time)〉은 미국 사람들 82%가 기도하면 병을 고칠 수 있다고 믿고 있고 하나님께서 중환자들을 치료하기 위해 환자들에게 역사하신다고 믿는 사람들은 73%에 이른다고 발표한 적이 있습니다. 이는 어떤 실험에 따른 결과가 아니라 직접 경험이든 간접 경험이든 경험에 따른 결과입니다. 미국 사람들의 82%가 하나님께서는 기도를 들으시고 병을 고쳐주신다는 것을 경험적으로 인정하고 있습니다.

15

생명력의 기적

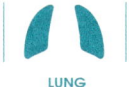
LUNG

신비로운 생명의 세계

모든 생명체는 존재 자체로 기적을 안고 있습니다. 기적이 무엇입니까? 상식과 과학으로 납득이 안 되면 그것이 바로 기적 아닙니까? 그런데 생명의 세계에는 그러한 신비로운 면이 얼마나 많은지 모릅니다. 과학자들도 아무리 연구해봐도 풀리지 않을 때는 결국 GOK(God Only Know: 오직 하나님만 아신다)라고 말합니다.

게는 집게발이 끊어지면 새로운 발이 자라납니다. 왜 게는 자라나는데 사람은 자라나지 않을까요? 아무도 모르는 일입니다. 도롱뇽의 꼬리는 몸의 반도 더 되지만 끊어지면 다시 자라납니다. 그런데 왜 사람의 손가락은 끊어져도 자라나지 않을까요? 역시 알 수 없는 일입니다. 생명력의 신비입니다.

모든 생명체는 신비하다

풀뿌리 하나에서 고등동물이나 사람에 이르기까지 생명체는 모두 생명체 나름대로 생명을 유지하기 위한 생명력을 가지고 있습니다. 시골에서 살 때 있었던 일입니다. 사슴 목장을 하는 분이 사슴 뿔을 자르다가 잘못하여 사슴의 뒷다리 하나가 골절되었습니다.

시골이라 수의사도 없고 마땅한 치료방법도 없어서 그 사슴을 붙들어 매놓고 쇠 자르는 톱으로 다리를 잘라내고 상처 부위에 된장을 붙여서 붕대로 감아두었습니다. 항생제나 치료제를 전혀 사용하지 않았지만 어느 정도 지나자 그 사슴은 아무런 부작용이나 후유증 없이 거뜬히 나았습니다. 어떻게 이런 일이 있을 수 있겠습니까? 사슴이 가지고 있는 생명력의 신비함 때문입니다.

과일 나무를 접붙이는 것을 보면 나무를 쪼개어 그사이에 다른 나무를 집어넣은 다음 그냥 묶어둡니다. 그러면 자연스럽게 붙어서 새로운 품종으로 자라납니다. 나무가 가지고 있는 생명력 때문입니다. 감나무 밑에 가보면 감이 익기 전에 떨어진 것이 있습니다.

감이 너무 많이 열리면 제대로 과일 구실을 하기가 어려우니까 스

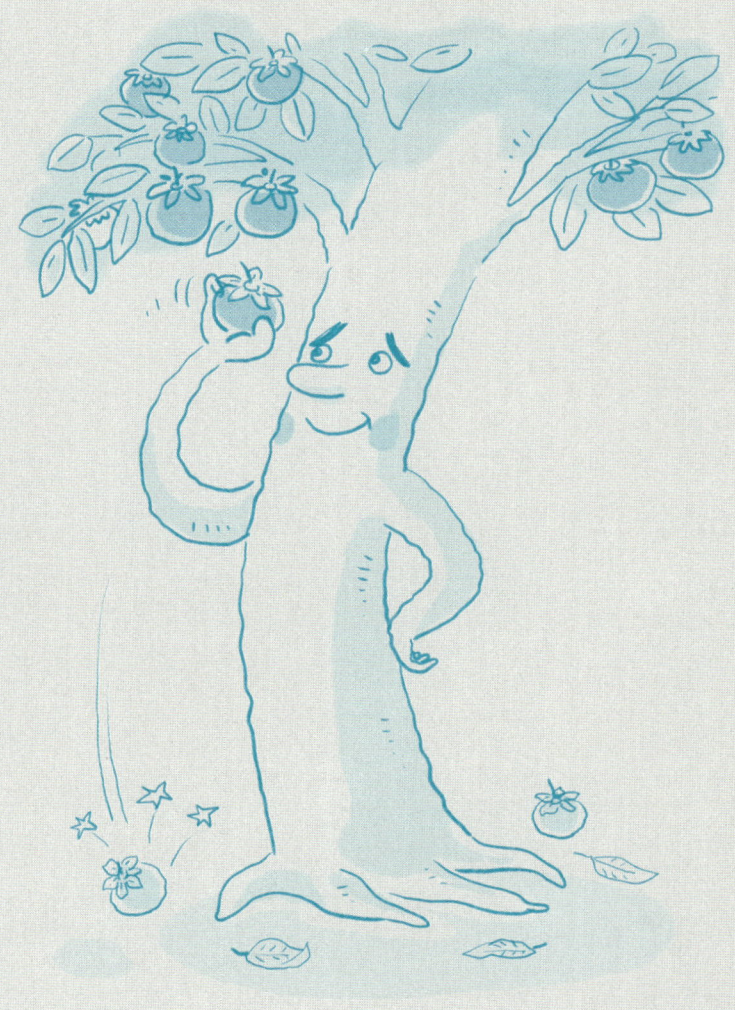

| 감나무는 생명력을 유지하려고 스스로 감을 떨어뜨린다. |

스로 알아서 필요한 열매만 남기고 미리 떨어지게 하는 겁니다. 감나무 스스로 자신을 유지해가려는 생명력 때문입니다.

사람의 가슴을 절개하거나 복부를 절개하는 수술을 하고 나면 그 부분이 아물어서 붙습니다. 무슨 접착제나 치료제를 사용해서 그 부분이 붙은 것이 아닙니다. 스스로 상처를 아물게 하려는 자연 치유력, 즉 생명력의 신비함 때문입니다. 이 생명력이 없다면 사람은 아무리 아파도 수술할 수 없을 겁니다.

모든 생명체는 하나도 빠짐없이 이런 생명력을 가지고 있습니다. 누구나 가지고 있는 이 생명력을 활성화해서 스스로 자연 치유력을 발휘할 수 있는 방법을 알게 하려는 것이 4청 5정 건강법의 가장 큰 목적입니다. 모든 생명체가 생명력을 가지고 있으니까 활용하기만 하면 됩니다.

생명체는 생명력에 반응한다

에프 로에르라는 사람이 식물의 생명력을 실험한 결과를 발표했습니다. 똑같은 씨앗을 똑같은 조건에서 가군과 나군으로 나누어 성장 실험을 했습니다. 다만 가군의 씨앗은 파종하기 전부터 성장하여 실험이 끝날 때까지 계속해서 잘 자랄 수 있도록 마음속으로 상상력을 동원하여 생명력을 불어넣었습니다.

그리고 나군의 씨앗은 파종할 때부터 실험이 끝날 때까지 그냥 그대로 내버려두었습니다. 실험이 끝나는 시점에서 확인해본 결과 생명력을 받고 자란 가군의 씨앗은 무려 3~4배 빨리 자란 것을 확인할 수 있었습니다.

젖소 목장을 하는 사람들은 젖소에게 아름다운 음악을 들려주고 사랑하면서 목축하면 젖이 월등히 많아진다는 것을 발견했습니다. 과수원의 과일도 사람들의 관심과 사랑을 받으며 자란 것이 훨씬 더 크고 맛이 있다는 것을 알게 되었습니다. 심지어 메주를 띄울 때도 아름다운 음악을 감미롭게 틀어주고 사랑을 보내면 다른 메주보다 훨씬 더 맛있게 발효됩니다.

저는 이런 실험을 해보았습니다. 장미꽃을 유리컵에 꽂고 양파를 유리컵에 키우면서 한쪽의 장미꽃과 양파에는 예쁘게 잘 자라고 오래 갈 수 있도록 생명력을 불어넣고 다른 한쪽의 장미꽃과 양파는 말라죽어버리라고 저주하면서 지켜보았습니다. 어떤 일이 일어났을 것 같습니까?

놀랍게도 저주받은 쪽과 축복받은 쪽의 차이는 배 이상 현저했습니다. 이 같은 실험은 '호기심 천국'이라는 프로그램에서도 했습니다. 똑같은 무씨를 키우면서 한쪽은 사랑으로 보살피고 한쪽은 구박하고 미워하는 실험을 했는데 두 샘플이 3분의 1 이상 차이 나는 것을 확인했습니다. 모든 생명체는 이렇게 생명력에 뚜렷이 반응합니다.

강한 생명력은 다른 생명체를 살린다

병든 자에게 손을 얹은 즉 나으리라(마가복음 16:18)

신약성경에 있는 말씀입니다. 왜 손을 얹으면 병든 자가 낫는다고 했을까요? 여기에는 한 가지 전제 조건이 있습니다. 그것은 '믿는 자에게는' 입니다. 아무나 손을 얹어서 낫는 것이 아니라 그것을 믿는 자만 그렇다는 겁니다. 병든 자에게 손을 얹어서 나을 것이라고 믿는 자는, 병든 자에게 손을 얹을 때 그냥 얹는 것이 아니라 병이 낫기를 바라는 마음으로 생명력을 불어넣기 때문에 그때만 그런 일이 나타나게 될 것이라는 말씀입니다.

모든 생명체는 나름대로 일정한 파장을 발생한다고 앞에서 언급했습니다. 사람에게서도 이런 파장이 발생합니다. 그런데 생명력이 강한 사람은 강하게 발생합니다. 똑같이 장미꽃이나 양파를 저주하고 축복해도 사람에 따라 그 결과가 다르게 나타납니다. 그 사람이 가지고 있는 생명력의 차이 때문입니다.

뇌 신경세포 영향력의 50% 이상이 사람 손에 치중되어 있습니다. 뇌의 능력 50% 이상이 손을 통해서 나타난다는 것입니다. 그래서 사람이 가지고 있는 생명력이 손을 통하여 나타나게 된 겁니다. 성경에 보면 많은 사람이 안수(머리에 손을 얹고 기도하는 것)하여 병을 고친 것은 바로 손을 통하여 생명력이 전달된다는 증거입니다.

장미꽃이나 양파도 생명력에 반응한다면 이들보다 몇 백 배 더 민감한 사람은 생명력에 얼마나 더 민감하게 반응하겠습니까? 언제부터 사용한 말인지 모르지만 음식 맛은 손에서 난다고들 합니다. 음식 맛이 음식과 양념에서 나지 왜 손에서 날까요? 그 이유가 있습니다.

음식을 만들기 위해 요리할 때 사람의 손에서는 음식을 맛있게 하는 성분이 나온답니다. 주부가 가족과 손님들을 사랑하는 마음으로 정성스럽게 음식을 만들면 그 성분이 풍부하고 넉넉하게 나와 음식이 맛이 있습니다.

그러나 대충대충 만들면 전혀 맛이 나지 않습니다. 아마 주부들은 경험해보았을 겁니다. 바쁘게 정신없이 음식을 만들고 보면 음식이 맛이 나지 않고 뭔가 겉도는 것 같은 경우를 말입니다.

포도주를 담글 때 손으로 주무르고 이겨서 담는 것과 그냥 담는 것은 맛이 현저히 다르답니다. 한약을 달일 때도 약을 짓는 사람과 달이는 사람 그리고 먹는 사람의 정성이 하나가 되어야 약효가 더 있다고 하지요. 약을 짓고 달이고 마실 때 온 정성을 다하는 것과 건성으로 하는 것은 차이가 날 수밖에 없습니다. 사람이 무엇을 하든 거기에 맞는 파장이 발생하기 때문입니다.

우리나라에는 특이한 현상이 한 가지 있습니다. 예비고사에서 수능에 이르는 동안 무려 30년 세월이 흘렀는데 30년 동안 시험 보는 날 날씨가 따뜻하거나 좋았던 적은 한 번도 없었습니다. 30년 동안 단 하루라도 따뜻한 날이 있었는지 확인해보십시오. 어쩌면 30년 동안 똑같은 현상이 나타날까요? 다 이유가 있습니다.

그날이 되면 수십만의 젊은 학생과 수십만의 학부모 마음이 불안, 초조, 긴장으로 얼음처럼 꽁꽁 얼어붙습니다. 파장이 온 나라에 가득 퍼져 나가기 때문에 그 영향으로 항상 날씨가 그 모양인 겁니다. 신기한 것은 시험이 끝난 다음 날 보십시오. 어제까지만 해도 그렇게 춥고 을씨년스럽던 날이 어쩌면 그렇게 말짱하게 달라질까요. 항상 보면 어제 날씨가 이렇게 좋았다면 얼마나 좋았을까 하지 않습니까?

불안, 긴장, 초조가 모든 수험생과 학부모에게서 사라지고 해방감과 홀가분한 마음이 온 나라를 감싸기 때문에 역시 그 파장의 영향이 나타난 겁니다.

물론 입시와 관계없이 궂은 날도 있고 좋은 날도 있지요. 그러나 30년 동안 변함없는 현상은 무시하지 못할 영향력이 잠재해 있다는 증거입니다. 사람에게서는 이처럼 여러 가지 파장이 발생합니다. 그중에서도 치료 능력을 지닌 능력자에게서는 치료 파장이 발생합니다.

치료의 생명력이 강력한 능력자는 병을 치료하는 생명력의 파장을 발산합니다. 기독교에서는 이것을 신유의 은사라고 표현합니다. 주변에는 아직도 이러한 생명력이 강력하게 나타나는 능력자들이 있습니다. 그분들을 찾아서 기도해달라고 부탁해보십시오. 이상하게도 불안감, 긴장감, 초조함이 사라지고 마음이 평안해지는 것을 느낄 수 있을 것입니다.

마음이 편안해야 병도 낫지 마음이 불안하면 병도 잘 낫지 않습니다. 항암치료를 받는 환우들이나 중병으로 투병 중인 환우들에게 약을 처방할 때는 거의 대부분 신경안정제를 넣는데 그 이유는 마음을 편안하게 해주기 위해서입니다. 마음이 편안해야 회복이 빠르기 때문이지요.

그러나 약물로 마음을 편안하게 하기보다는 내면의 자연 치유력으로 편안하게 하는 것이 가장 좋습니다. 약은 먹을 때뿐이니까요. 내 힘이 부족하면 다른 사람의 도움을 받으며 살아가는 것이 자연의 순리입니다. 바이탈 에너지가 강하게 역사하는 능력자들에게 기도를 받고 병을 고친 사례는 얼마든지 있습니다. 기적은 오늘도 기적을 찾는 자들에게만 나타납니다.

16

꿈과 건강

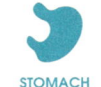
STOMACH

무의식의 세계는 병의 결과를 알고 있다

　코끼리는 푸른 초원과 밀림을 삶의 터전으로 삼고 여기저기 돌아다니며 살다가 죽을 때가 되면 자기가 태어난 지역으로 돌아와서 죽는답니다. 코끼리가 죽은 자리에 상아가 많이 쌓이게 된 것이 바로 상아탑이지요. 연어도 그 넓은 태평양에서 살다가 죽을 때가 되면 자신이 태어난 곳으로 돌아와서 죽습니다.

　동물 중에서 회귀 본능이 가장 강한 동물이 바로 코끼리와 연어입니다. 동물과 물고기에 불과한 코끼리와 연어도 자기 죽을 때를 안다면 만물의 영장인 사람이 자기 죽을 때를 모를 리가 있겠습니까? 우리의식은 죽는다는 것을 인정하려고 하지 않기 때문에 의식으로는 감지하기가 어렵습니다.

그러나 무의식 세계는 아주 중요한 생명에 관한 일이기 때문에 반드시 알 수 있습니다. 무의식의 세계가 의식 세계와 통할 수 있는 유일한 길은 꿈의 세계입니다. 꿈의 세계를 자세히 관찰하고 분석해보면 현재 앓고 있는 병이 나을지, 평생 낫지 않을지, 이 병으로 결국 죽게 될지 병의 결과를 알 수 있습니다.

꿈으로 병의 결과를 알 수 있는 방법

중병을 앓고 있는 환우들을 상대하다보면 꿈 이야기를 들을 때가 있습니다. 환우들의 꿈 이야기를 듣다보면 이 환우가 앞으로 어떻게 될지 대충 짐작됩니다. 자신의 죽음을 마지막 순간까지 받아들이지 않고 몸부림하는 것을 보면 처절한 그 모습이 안타까울 때가 한두 번이 아닙니다.

세상에 태어나서 죽지 않는 사람이 어디 있습니까? 먼저 가는가, 나중에 가는가만 다를 뿐 우리는 다 가게 되어 있습니다. 갈 때가 되면 가야 합니다. 갈 때가 되었는데도 안 가려고 몸부림하면 어떻게 합니까? 자신이 가야 한다면 갈 준비를 해야 합니다. 사람이 코끼리나 연어보다 못할 리는 없지 않습니까? 꿈의 세계에서는 반드시 알게 되어 있습니다. 꿈을 유심히 관찰해보십시오. 거기에 앓고 있는 병의 열쇠가 있습니다.

777-7777

40대 초반에 십이지장암과 위암으로 십이지장 일부와 위 4분의 3 정도를 절제하고 항암치료를 받아야 할 환우가 있었습니다. 항암치료를 하지 않을 경우 잔여 수명은 6개월에서 1년 정도로 보았습니다. 이때 항암치료를 하지 않을 환우는 거의 없을 겁니다.

그러나 이 환우는 항암치료가 암을 치료하는 것이 아니라 고통을 덜어주고 삶의 질을 높여주고 생명을 얼마라도 연장하기 위한 방법일 뿐이라는 것을 알고 의사의 만류도 거절한 채 퇴원해버렸습니다. 그리고 바이탈 에너지 건강법을 통하여 투병해나갔습니다. 그러던 어느 날 그는 이런 꿈을 꾸었습니다.

크리스마스트리를 장식할 때 사용하는 황금빛 셀로판 종이같이 금빛이 찬란하고 팔뚝만큼 굵은 글씨가 하늘에서 내려와 눈앞에서 777-7777이라는 전화번호가 새겨지면서 어디선가 "이 번호를 너에게 주노라" 하는 음성이 들려왔습니다.

기독교에서는 '7'을 행운의 숫자로 봅니다. 하나님께서 6일 만에 세상을 창조하시고 7일째 되는 날 안식하셨기 때문입니다. 그래서 7

이라는 숫자에는 모든 것을 완료했다는 의미와 안식의 의미가 있기에 서양에서는 럭키세븐이 일반화되어 있지요. 그렇게 좋은 '7'이라는 숫자가 일곱 개나 그것도 황금빛으로 주어졌으니 얼마나 놀라운 꿈입니까? 그는 그 꿈을 꾸고 난 후 황금 같은 건강으로 다른 사람의 건강을 돌보는 헬퍼로 열심히 살아가고 있습니다.

화려한 꽃길 속의 황금마차

40대 중반에 갑자기 남편을 여의고 막노동까지 해가면서 아들 삼형제를 키워낸 환우가 있습니다. 그는 50대 중반에 췌장암 진단을 받았습니다. 그때까지 아들 삼형제는 모두 미혼이었습니다. 옆에서 지켜본 제가 앞이 캄캄할 정도였습니다. 밤이면 이 환우 때문에 잠이 제대로 오지 않았습니다.

그런데 놀라운 것은 이 환우 자신은 너무나 평온하다는 것이었습니다. 암을 앓아본 환우들은 알겠지만 췌장암은 발견되고 난 다음 잔여 수명이 가장 짧은 암으로 알려져 있습니다. 아들들과 형제자매, 친척들은 안절부절못하는데 정작 본인은 너무나 평온한 겁니다. 하도 이상해서 이 환우와 단둘이 있는 시간을 마련했습니다.

이 환우가 하는 말이 어느 날 형형색색 아름다운 꽃이 만발한 꽃밭 한가운데로 황금빛 찬란한 길이 나 있고 그 길로 자신이 황금마차를 타고 가는 꿈을 꾸었다는 겁니다. 그러니까 자신은 천국으로 가는 길이 정해져 있는데 왜 슬퍼하느냐는 겁니다. 내가 가는 이 황금마차 꽃길을 우리 아들들도 뒤따라올 텐데 왜 슬퍼하느냐면서 슬퍼할 이유가 없다는 겁니다. 저도 처음 경험해보는 놀라운 일이었습니다.

사람이 죽을 때 모습이 어쩌면 그렇게 평온할 수 있을까요. 무의식의 세계는 중병에 걸려 투병 중인 환우들의 앞날을 내다볼 수 있는 예지력이 있습니다. 자신이 가야 할 길을 미리 내다보고 기쁜 마음으로 이를 예비한다는 것은 축복 중의 축복입니다.

죽음 다음의 세계

이 세상 모든 생명체는 자신의 생명을 위해 나름대로 필요한 준비를 하며 살아간다는 말을 앞에서 했습니다. 사람도 마찬가지입니다. 일생을 살면서 준비할 것들이 너무 많습니다. 그러나 그 무엇보다 준비해야 할 것은 죽음 다음의 세계입니다. 우리 인생은 죽음으로 모든 것이 끝나는 것이 아니고 그다음에는 천국과 지옥이 있습니다. 분명코 천국과 지옥은 있습니다.

여러분의 영이 그 사실을 인정하는 것도 실험해보았습니다. 죽음이 많은 사람에게 공포와 두려움의 대상이 된 것은 죽음 다음 세계가 불안하기 때문입니다. 죽음 다음에 안식과 평화가 보장되어 있다면 왜 죽음이 공포와 두려움의 대상이 되겠습니까? 사람이 죽으면 머리를 풀어 산발하고 굴건제복하고 상복을 입고 몇날 며칠 슬피 울면서 곡을 하며 보내는 것이 장례 문화였습니다. 그러니 죽음이 공포와 두려움일 수밖에 없는 것은 당연하지요.

그러나 바이탈 에너지 건강법에 따른 죽음은 결코 공포나 두려움일 수 없습니다. 이 세상을 4청 5정의 삶으로 행복하게 살다가 기운이 진하여 가물가물 생명이 사라져가는 모습은 숭고하고 거룩해 보이기까지 합니다.

이 땅에서 수한이 다 되어 다음 세계로 생명이 이전해 가는데 슬픔과 공포가 왜 있겠습니까? 물론 사랑하는 사람들과 영원히 이별하는 것은 슬픔과 고통이지요. 그러나 헤어짐은 잠깐이고 다음 세계에서 다시 만날 것을 기약한다면 먼저 가고 나중 가는 것의 차이뿐이지 그것이 결코 공포와 두려움일 수는 없습니다.

사람은 누구나 다 죽습니다. 다 같은 죽음이지만 죽음 다음의 내세를 준비한 죽음이 있고 준비하지 못한 죽음이 있습니다. 준비한 죽음은 평화로운 안식 가운데 맞이할 수 있고 준비하지 못한 죽음은 공포와 두려움으로 맞이할 수밖에 없습니다.

코끼리나 연어도 자기 죽을 시기를 아는데 만물의 영장인 사람이 코끼리나 연어만 못하겠습니까? 무의식의 세계는 분명히 알고 있습니다. 이제 남은 일은 죽음 다음 세계를 준비하고 평화롭고 행복하게 죽음을 맞이하는 것입니다. 4청 5정 건강비법의 큰 목표 가운데 하나가 바로 행복한 죽음의 길로 안내하는 일입니다. 그 길은 정신(正信)과 영청(靈淸)으로만 가능합니다.

세계적으로 유명한 미국의 여론조사 기관 갤럽에서 의학적으로 사망 판정을 받은 후 다시 소생한 사람들을 수소문하여 인터뷰했습니다. 사례자들을 수백 명 만났습니다. 그런데 놀라운 사실은 그들이 모두 사후세계를 체험하고 인정했다는 것입니다.

역시 미국에서 일어난 일입니다. 평생 의사로 재직한 분이 은퇴하고 나서 자신이 현직에 있을 때 분명히 사망판정을 했는데 다시 소생한 이들의 생활이 궁금해서 그들을 만나보기로 했습니다. 그가 만나본 사람들이 대부분 사후세계를 인정하고 그 세계를 대비하며 살아가고 있었습니다. 이 두 사례는 모두 책으로 출판되었습니다.

17

영 능력 치유

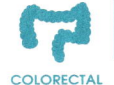
COLORECTAL

유일한 영적 존재 사람

서양 사상의 주류를 이루는 두 줄기 흐름은 헤브라이즘(hebraism)과 헬레니즘(hellenism)이고 동양 사상의 주류는 물을 것도 없이 부디즘(buddhism)과 중국의 도교 사상 그리고 아시아 각 민족 고유의 전통 사상입니다. 이 사상적 흐름 속에 인류 최고의 숙제인 인간과 신에 대한 개념이 드러나 있습니다.

헬라 신화에 보면 재미난 이야기가 있습니다. 어느 날 불안과 근심 걱정을 지배하는 신이 진흙으로 무엇을 만들어보고 싶은 생각이 들었습니다. 그래서 진흙을 다스리는 신에게 찾아가서 진흙을 좀 구해왔습

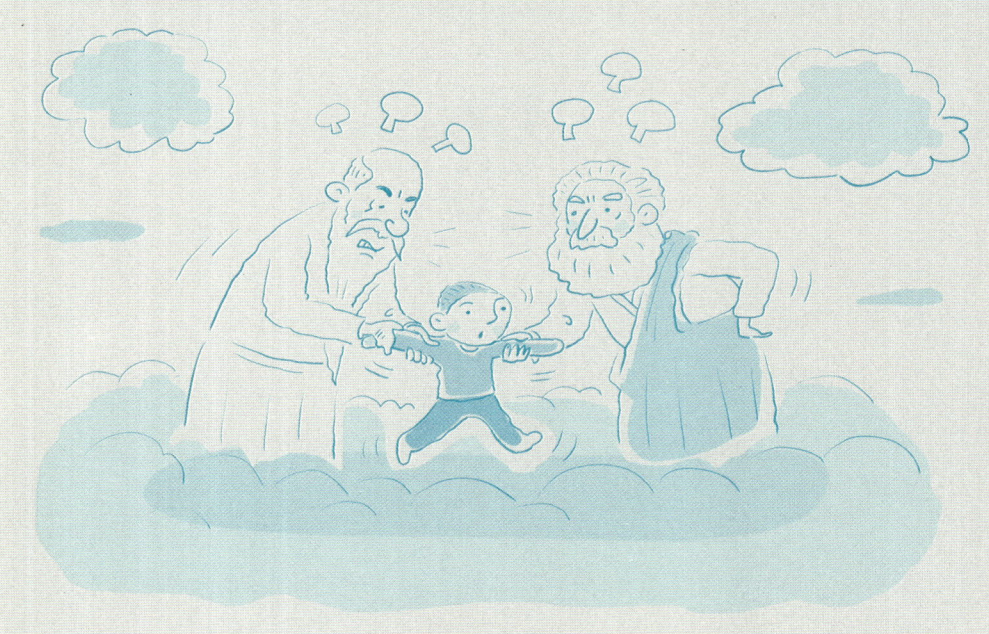

| 사람은 살아 있는 동안 불안과 근심 걱정을 다스리는 신에게 매어 있다. |

니다. 그리고 자기가 원하는 공작품을 만들어놓고 보니 이 공작품이 살아서 움직인다면 훨씬 더 걸작이 될 것 같다는 생각이 들었습니다.

그래서 생명을 다스리는 신을 찾아가서 생명을 좀 달라고 하여 이 공작품이 살아서 움직이도록 했습니다. 그런데 이때부터 문제가 생겼습니다. 살아서 움직이는 공작품을 보니까 욕심이 생겨서 서로 자기 거라고 소유권을 주장하는 소유권 분쟁이 벌어진 겁니다. 이들은 할 수 없이 제우스신을 찾아가 재판을 청구했습니다. 자초지종을 다 듣고 난 제우스는 이렇게 판결했습니다.

"비록 진흙의 신과 생명의 신의 도움으로 이 공작품을 만들었지만 불안과 근심 걱정을 다스리는 네가 이 공작품을 만들었으니 이 공작품이 살아 있는 동안에는 네가 소유하고 이 공작품이 죽거든 진흙의 신은 진흙을 찾아가고 생명의 신은 생명을 찾아가라."

판결을 받고 돌아온 불안과 근심 걱정을 다스리는 신은 자기가 만든 공작품에게 이름을 지어 주었습니다. 그 이름이 헬라어로 '안드로포스,' 우리말로 '사람' 입니다.

이 판결 이후 사람은 평생 동안 불안과 근심 걱정의 신에게 얽매어 있다가 죽으면 흙은 흙의 신에게, 생명은 생명의 신에게 돌아간다는 게 헬레니즘에서 본 인간관입니다

동양 사상은 어떻습니까? 동양 사상의 주류는 누가 뭐래도 부디즘입니다. 중국의 도교 사상은 한때는 우리나라 백두산에도 도교사원이 있을 정도였지만 지금은 그 명맥이 사라진 지 오래되었습니다. 부디즘

의 인간관은 어떻습니까?

싯다르타는 아들을 낳고 그 이름을 '라훌라'라고 했습니다. 장애물이라는 뜻입니다. 108번뇌에서 벗어나기 위해 수행하는 과정에서는 귀엽고 사랑스러운 아들도 장애물이라는 뜻입니다. 108번뇌 속에서 시달리며 귀엽고 사랑스러운 아들도 장애물이 되는 게 인생이라는 겁니다.

서양 사상의 큰 줄기인 헬레니즘도 인간을 불안과 근심 걱정의 존재로 보고 있고 동양 사상의 핵심인 부디즘도 자식을 장애물로 볼 만큼 인생을 108번뇌의 주인공으로 보고 있습니다.

그러나 헤브라이즘은 전혀 다른 인간관을 제시합니다. 하나님께서 사람을 진흙으로 빚으시고 그 흙에 영을 불어넣으시니 생령(生靈)이 되었고 그 존재가 바로 사람이라고 합니다. 그리고 살아 있는 영에게 삶의 터전으로 허락하신 영역이 바로 에덴동산입니다. 에덴이라는 히브리말은 큰 기쁨(big joy)이라는 뜻입니다

인간이 태어나서 처음으로 만나는 곳이 큰 기쁨의 동산입니다. 헤브라이즘에서는 인간이라는 존재가 큰 기쁨의 존재라고 본 겁니다. 헤브라이즘에서 본 사람이라는 존재는 '큰 기쁨의 동산에서 살아가는 살아 있는 영'입니다. 헬레니즘이나 부디즘과 비교해볼 때 얼마나 엄청난 차이가 나는 인간관입니까? '영적 존재, 큰 기쁨의 존재'가 바로 우리의 본래 모습입니다.

독일의 철학자 하이데거는 "일상적 자기는 본래적 자기를 상실한

다"라는 말을 했습니다. 일상적 자아는 비본래적 자아로 전락하게 된다는 말입니다. 영적으로 기쁨 가운데 살아야 할 본래적 자아가 영이 아닌 육적으로 기쁨이 아닌 불안과 근심의 자아로 전락해버린 겁니다.

영적으로 사는 사람

영적 존재는 에덴에 살 때 영적 존재입니다. 기쁨의 동산에 사는 사람만이 영적으로 사는 사람이고 영적으로 사는 사람은 기쁨의 사람일 수밖에 없다는 말입니다. 이 기쁨은 상황에 따라 변질되거나 있다, 없다 하는 것이 아니고 영원불변하는 상태입니다.

하나님께서는 자기 정체를 소개하면서 자신은 '영'이시고 '참'이라고 하십니다. 영은 거짓이 없다는 겁니다. "거짓말하면 안 돼. 정직해야 돼." 이건 윤리이고 철학입니다. 거짓을 할 수 없는 것, 거짓이 안 되는 것이 종교이고 영입니다.

주변에서 가끔 '영성 수련', '영성 개발'이라는 말을 들을 때가 있습니다. 이 말은 잘못 표현한 것입니다. 영성은 그대로 영성이지 더 개발하거나 수련할 수 없습니다. 금은 오직 금이지 금을 제련하거나 도금하는 것은 불가능합니다.

영적이고 참이신 하나님에게는 탐욕이 있을 수 없습니다. 영적인 삶을 진단할 수 있는 가장 간단한 시험 방법은 거짓과 탐욕, 참과 무욕이 있는지 보는 겁니다. 거짓과 탐욕은 인류 최초의 범죄행위로 여기서 원망과 분노와 살인까지도 뿌리 내리게 된 겁니다.

웃음과 기쁨의 생활이 병을 치유한다는 말을 자주 듣습니다. 이 책에서도 앞서 강조했습니다. 왜 웃음과 기쁨이 병을 낫게 할까요. 짐작이 가지 않습니까? 웃음과 기쁨은 에덴동산의 생활이고 에덴동산에는 질병이 없었기 때문이지요. 자연스럽게 제자리로 돌아간 겁니다.

미국행 비행기에 탑승하고 있는 게 분명하면 미국에 도착하게 되어 있습니다. "어떻게 미국에 왔지?"라고 묻는다면 정신 나간 사람이라고 하겠지요.

"새가 분명하면 몸부림하지 않아도 공중을 훨훨 날아다닙니다." 이게 순천(順天)이고 순리입니다. 돼지가 공중을 날려고 한다면 그야말로 역천(逆天)이고 역리(逆理)지요. 그러나 우리는 부지중에 이런 억지를 부리며 살아갈 때가 많습니다. 부지중이 아니라 의지 중에도 그럴 수 있습니다.

에덴동산에 사랑스러운 아내나 귀여운 자녀가 있었습니까? 호화로운 주택이 있었습니까? 번쩍거리는 자가용이 있었습니까? 드넓은 천지에 벌거벗은 아담 혼자서 덩그러니 존재하는데 그게 어떻게 큰 기쁨의 동산이 되겠습니까? 다시 말씀드리지만 존재 자체가 기쁨입니다.

아기들이 웃을 일이 있어서 웃습니까? 제 손가락 빨면서도 웃고 제 발가락 잡고 놀면서도 웃고 그냥 웃습니다. 이 모습이 진짜 에덴입니다.

치료의 효과가 있는 기쁨과 웃음은 그냥 기뻐하고 그냥 웃는 웃음입니다. 영적인 상태가 에덴의 상태이면 기적은 자연스럽게 일어납니다. 직접 실험해보십시오.

영 능력 치료

제도권 의학에서 한계를 느끼게 되면 사람들은 자연스럽게 대체의학을 찾게 됩니다. 이때 관심을 가장 많이 갖게 되는 게 각종 식이요법, 민간요법, 자연요법 등입니다. 그리고 여기서도 효과를 보지 못할 때 좀 어려운 말로 형이상학적인 방법(물질적이고 가시적인 영역을 넘어선 범주)을 찾게 됩니다. 기치료, 염력치료, 심리요법, 파동의학, 최면치료, 무속치료 등이 이에 속합니다.

그러나 이 모든 수단과 방법을 동원해도 해결되지 않을 때는 어떻게 해야 할까요? 정말 또 다른 방법은 없는 걸까요? 인간은 육체, 정신, 영혼으로 존재합니다. 이 세 영역에서 사람에게 가장 강하게 영향력을 미치는 영역이 영혼입니다.

그러므로 영혼이 떠나면 사람이 죽게 됩니다. 사람이 병들었을 때 강구하는 위의 방법은 모두 육체적이고 정신적인 것입니다. 육체적이고 정신적인 방법으로 해결책이 없을 때는 영적인 방법밖에 없습니다. 이 치료가 바로 영 능력 치료입니다.

일찍이 인류의 역사와 함께 영 능력 치료사들은 존재했습니다. 인류 역사상 최초의 치료 행위를 담당한 사람들은 영 능력자들이었습니다. 선지자, 제사장, 예언자, 주술사, 영매, 엑소시스트… 호칭은 달랐지만 모두 영적 분야의 종사자들이었습니다.

그러나 인간의 탐욕과 거짓, 범죄와 타락 등으로 인간에게 내재된 영 능력도 사라지고 영 능력자도 사라지는 영적 암흑기를 우리는 헤매고 있습니다.

하지만 우주의 대생명이신 창조주께서는 인류의 건강과 생명을 위하여 아직도 영 능력 치료사들을 여기저기서 활동하게 하십니다. 불세출의 영 능력자로 알려진 에드거 케이시나 케터린 쿨만 같은 영 능력자가 행한 치료의 기적은 가히 신화적입니다. 그들과 감히 비교할 수 없지만 우리 주변에도 영 능력 치료사들이 있습니다.

영 능력 치료란 무엇인가

여기서 말하는 영이란 의미는 샤머니즘(shamanism), 애니미즘(animism), 토테미즘(totemism) 등에서 말하는 신령이나 정령을 뜻하는 게 아닙니다. 우주의 창조주이시고, 우주 에너지의 근원이시며, 대생명력이시고, 대법칙이시며 영으로 존재하신 조물주, 신, 하나님 그 영을 의미합니다. 그분은 전지전능하시고 무소부재하시며, 무소불위의 존재이십니다.

그 존재와 교류할 수 있는 영성을 가진 자는 자연스럽게 영 능력이 나타나게 되어 있고, 그 능력으로는 예지, 예언, 축귀 등 여러 가지 신비로운 것이 많지만 그중 하나가 바로 영 능력 치료입니다.

"신과 가까운 자는 신과 가까운 능력이 나타난다." 이것은 영계의 공식입니다. 이 치료는 너무 쉽고 간단합니다. 너무 간단해서 어리석어 보이기도 합니다. 전지전능한 영과 교류하면서 일어난 일이기에 그렇습니다.

전지전능한 현상이 힘들고 어려울 리가 있겠습니까? 멀리 있어도 효과가 있고 가까이 있어도 효과가 있어 공간 제약도 받지 않습니다. 눈에 보이지도 않고 만질 수도 없는 영적 현상이기 때문입니다. 여기에는 어떤 부작용이나 거부반응도 있을 수 없습니다.

모든 사람은 병에 안 걸리도록 태어났고 병에 걸렸다 할지라도 자신의 병은 자체적 치유능력, 즉 자연 치유력으로 다 치료되도록 창조되었습니다.

그러나 인류는 여러 가지 요인으로 거의 전부라고 할 정도로 많은 사람이 그 능력을 상실하고 살아갑니다. 그리고 더욱 안타까운 것은 마치 그것이 본래부터 그랬다고 착각까지 한다는 것입니다.

주머니에 돈이 있는 걸 알았다면 돈이 없어졌을 때 찾으려고 애쓸 텐데 본래 돈이 없었다고 생각하면 주머니에 돈이 없을 때 찾으려고도 하지 않습니다. 너무나 당연하게 그렇습니다. 모든 자연계는 자가 면역, 자연 치유력을 가지고 있습니다. 인간 세계에서만 이 능력을 상실하고 살아갑니다.

자연계에서 헬스클럽, 약국, 병원, 건강식품, 보약, 건강 기구를 가진 동물은 사람밖에 없습니다. 그래도 질병은 자연계에서 가장 많습니다. 자연 치유력을 상실했기 때문입니다.

자연 치유력이 강한 사람은 자기 병을 이겨낼 뿐만 아니라 다른 사람의 건강에도 도움을 줍니다. 만약 그 사람이 영적으로 능력이 있다면 다른 사람의 병도 치유할 수 있는 능력이 나타납니다.

자동차 배터리가 방전되면 다른 자동차의 배터리에서 전선을 연결하여 시동을 거는 데 도움을 받습니다. 내가 이미 자연 치유력을 상실했다면 다른 사람의 치유력을 통하여 도움을 받을 수 있습니다. 모든 방법을 다 동원해도 방법이 없다면 주변에서 영 능력자를 찾아 도움을 받으십시오. 아니면 여러분의 영 능력을 회복하십시오.

간절히 길을 찾고 찾으면 그 길이 내 앞으로 다가오든지 내가 그 길을 만나게 되든지 둘 중 하나는 반드시 이루어질 수밖에 없는 것이 우주 질서입니다.

영 능력 치료 대상

달걀 하나를 운반하는데 대형 트럭을 이용하는 사람이 없는 것처럼 배탈이나 두통에 영 능력 치료를 동원할 필요는 없겠지요. 영 능력 치료는 제도권 의학과 인간이 할 수 있는 방법을 다 동원해도 도저히 길이 없을 때 마지막으로 할 수 있는 최후의 길입니다.

현대의학이나 약학에서 할 수 있다면 당연히 그 길을 따라야지요. 그 길도 하나님의 은혜이고 우주의 질서입니다. "인력을 다하고 천명을 기다리라"라는 말처럼 사람이 할 수 있는 일을 다 해봐도 도저히 길이 없을 때 마지막으로 할 수 있는 길이 영 능력 치료의 길입니다.

영 능력 치료 방법

영 능력자마다 치료 방법은 각각 다릅니다. 인간의 세계에 인격이 있듯이 영의 세계에도 영격이 있습니다. 인격의 세계에 개성이 있고 그 개성은 백인백색으로 각각 다르듯이 영적인 세계도 영적 개성과 영격이 인격과 개성만큼 다르기 때문에 다 같을 수 없습니다. 그러기 때문에 영 능력 치료 방법은 영 능력자 개개인의 영성과 영격에 따라 각각 다를 수밖에 없습니다.

영능력자인 그가 무엇을 하는지 도저히 알 수 없는 그런 방법부터 기도, 안수, 명령(병든 자가 회복될 것을 명령함), 축귀(逐鬼: 귀신을 추방함) 등 일상적인 사고의 틀에서는 이해하기 힘든 영역이 영적 영역이기 때문에 영 능력 치료는 이해 현상이 아니고 체험 현상입니다. 현존하는 현상을 이해하려 하지 말고 있는 그대로 체험하기만 하면 됩니다.

자동차의 원리를 다 이해하고 운전하는 사람은 없습니다. 자동차는 현존하니까 면허 따서 운전하면 됩니다. 우리가 알고 있는 우주의 물질은 5%밖에 안 됩니다. 95%는 모릅니다. 얼마나 놀라운 일입니까?

우주에서 이해되는 현상은 5%이고 이해되지 않는 현상이 95%라는 겁니다. 그리고 이해되지 않는 현상이 우주를 지배합니다. 영 능력은 존재합니다. 그 능력을 체험하기만 하면 됩니다.

18

수맥파와 건강

LIVER

암의 원인과 대책

우리나라 40대에서 60대까지 사망 원인 가운데 첫 번째는 단연 암입니다. 아마 앞으로도 이 현상은 계속될 것입니다. 우리나라뿐 아니라 세계적으로 암 발병률은 점점 더 높아가지 줄어들 기미는 보이지 않습니다. 사망자 25%가 각종 암으로 죽었습니다.

가족이 4명이면 그중에 한 명은 암으로 간다는 통계입니다. 현대의학이 그토록 몸부림하는 암의 원인 규명 작업은 아직도 미궁에 빠져 있습니다. 대체로 밝혀진 원인이 발암물질(석면, 다이옥신, 흡연, 음주, 방사선 등), 음식물, 유전적 요인 등입니다.

그러나 여기에도 문제는 있습니다. 예를 들어 폐암 환자의 90%는 흡연자들이고 나머지 10%는 흡연 피해를 당한 간접흡연자들이거나 다른 원인으로 발병한 경우입니다.

그러면 결국 폐암 환자의 거의 100%가 흡연과 관계되어 있습니다. 그런데 평생 엄청난 양을 흡연한 사람도 말짱하게 건강한 사람이 얼마든지 있습니다.

흡연이 폐암의 원인이라면 왜 어떤 사람은 흡연으로 폐암이 발생하고 어떤 사람은 아무렇지도 않을까요? 똑같이 발암물질에 노출되었는데 왜 어떤 사람은 암이 발생하고 어떤 사람은 아무렇지도 않은 개인차가 나타날까요? 한 식구로 평생 똑같이 먹고 살았는데 왜 암에 개인차가 있을까요? 이 점은 아직도 수수께끼입니다.

암을 연구하는 학자들이 관심을 갖는 것은 각종 암의 원인이 어떤 과정으로 자리 잡아가는가, 왜 정상세포가 암세포로 변종될 만큼 면역력이 약화되는가 하는 것입니다.

바이탈 에너지 건강법에서는 이런 의학적인 문제를 다루지는 않습니다. 현대의학은 고도로 발달한 여러 가지 첨단의학인 새로운 치료법을 날마다 발표하는데 의학자가 아니고야 누가 이를 따라갈 수 있겠습니까?

그리고 현대의학이 아무리 발달했어도 암 치료는 그 수순이 정해져 있습니다. 1950년대는 수술요법으로 암 부위를 절제해내는 치료가 거의 전부였고, 1960년대는 방사선요법, 1970년대는 항화학요법, 1980

년대는 면역요법 등을 거쳐 오다가 1990년대 들어와 유전자요법에 초점이 맞춰지고 있습니다.

그래도 결국 암은 전인적인 병이기에 이러한 여러 가지 치료법이 복합적으로 병행되는 집학적(集學的) 치료가 현재까지 가장 첨단 치료 방법입니다.

그러나 중요한 것은 어떤 치료 방법을 선택하든 근본 원인이 규명되지 않은 상태에서 치료하기 때문에 그 치료법들은 언제나 미완성일 수밖에 없습니다. 원인이 밝혀지면 치료법도 완벽하게 나오겠지만 원인을 모른 채 치료하려니 얼마나 답답한 노릇입니까?

사실 현대의학이 최첨단 과학 장비를 다 동원해 환자를 진찰해도 질병 원인이 규명되는 환자는 20%에 불과합니다. 나머지 80%는 질병 원인이 규명되지 않는 환자입니다. 원인이 규명이 안 되는 것이 아니고 못하는 것이지요.

그러면 원인을 모르는 80%는 어떻게 해야 한단 말입니까? 이것이 안타까울 수밖에 없는 현실입니다. 암은 바로 그 대표적 예입니다. 암이 전혀 다른 곳으로 전이가 안 된 상태에서는 그 부분만 수술해 제거해버리므로 깨끗하게 되는 경우도 있습니다.

그러나 암은 결국 전신병이지 부분적인 병이 아니라는 것이 현대의학의 견해이기 때문에 근치하기 전에는 항상 불안 요소가 숨어 있을 수밖에 없습니다.

암 조기 발견의 의문점

인간의 세포는 바늘 끝에다가 100만 개를 올려놓을 수 있을 만큼 미세합니다. 암세포 하나가 세포 분열을 하여 100만 개가 되었을 때는 이미 21개월이나 지난 뒤입니다.

눈에 보이지도 않는 바늘 끝에 있는 크기가 이미 21개월 지난 뒤라는 말입니다. 이 암세포가 가장 첨단장비라는 MRI에 잡히려면 0.5~1cm 크기가 되어야 하는데 그때는 이미 세포가 수십 억 개로 분열된 상태입니다.

암세포 하나가 생겨나서 의학적 장비에 발견될 때는 적어도 3년 정도 세월이 지난 다음입니다. 도대체 어떻게 이것을 조기발견이라고 할 수 있습니까?

특정 장기에서 10억 개가 넘게 암세포가 자리를 잡았다면 이미 다른 장기로 전이되었을 수도 있기 때문에 그것이 의심스러워서 여러 가지 부작용을 감내하면서도 암 환자들은 항암 처치를 선택할 수밖에 없습니다.

현재로서는 암 조기 발견은 불가능합니다. 애당초 암에는 조기 발견이라는 말이 안 어울립니다. 3년이 지나서 발견된 걸 조기 발견이라고 하면 3년 이전까지 세월은 뭐란 말입니까?

암 치료율의 문제점

현대의학은 최첨단의 경지라고 할 정도로 경이로운 단계에 이르렀습니다. 사람의 심장과 안구를 이식하기도 하고 간과 골수까지도 이식하며 심지어 생명체의 근간인 세포까지도 변형과 조작이 가능한 단계에 이르고 있습니다. 현대의학의 눈부신 발전으로 암 치료율도 점점 올라가는 점은 감사할 일입니다.

백혈병을 비롯한 일련의 암은 순전히 현대의학만으로 치료되는 경우가 얼마든지 있습니다. 그러나 아직까지도 암 치료율은 다른 질병과 비교해볼 때 낮고 사망률이 상대적으로 높습니다. 또 치료되었다 할지라도 그 치료에는 문제점이 있습니다.

가령 손가락이 아프면 손가락을 원상태로 두고 치료해서 손가락을 정상으로 사용할 수 있도록 해야 치료이지 손가락을 절단하고 치료했다고 한다면 그게 어떻게 치료입니까? 손가락 하나가 없는 장애인이 된 거지요. 손가락이 하나 절단되어 없으면 3급 장애인 판정을 받습니다.

유방암 환자의 유방을 송두리째 들어내고 난 후 수술이 잘되었다, 치료가 잘되었다고 하고, 위장 전체를 절제해버려 위가 없는 사람을 만들어놓고 치료가 잘되었다고 한다면 눈에 암이 생긴 환자에게서 안구를 적출하고도 수술이 잘되었다고 할 수 있을까요?

위에 암이 발생했을 때 위를 그대로 두고 암세포가 정상세포로 돌아와서 그 기능을 정상으로 할 수 있을 때 비로소 위암이 치료되었다고 할 수 있는 겁니다. 이게 진정한 치료입니다.

바이탈 에너지 건강법에서 본 암 환자의 공통점

수맥파는 현대과학이 밝힌 지구과학의 분명한 현상입니다. 앞에서도 언급했지만 옛말에 이사 가서 3년, 새집 짓고 3년이라는 말이 있습니다. 잠자리와 생활환경을 옮기고 3년이 지나야 그 자리가 좋은 자리인지 나쁜 자리인지 알 수 있다는 말입니다.

차를 탄다고 다 차멀미하는 것은 아니지만 차멀미하는 사람은 이 차를 타면 멀미하는 것처럼 수맥파 위에서 생활한다고 다 암에 걸리는 것은 아니지만 암에 걸린 사람은 다 수맥파 위에서 잠자거나 오래도록 생활했습니다. 국내 학자들도 이 문제를 확인하고 있습니다.

물론 수맥파 외에도 여러 가지 복합적 요인이 암의 원인일 수 있고 그 원인은 개인에 따라 다를 수 있으나 우선 100% 공통적 현상이 수맥파로 드러나고 있습니다.

영남대 이문호 교수(응용전자학)는 지자기(地磁氣)를 측정하는 계측기를 만들어 직접 수맥도를 그렸습니다. 건국대 의대 정진상 교수는 환자 31명을 대상으로 수맥 영향 여부를 조사한 결과 수맥에 노출된 사람들은 시각과 청각 능력이 떨어진다는 연구 결과를 얻었습니다. 신과학 연구가 방건웅 박사(한국표준과학연구원)는 "수맥파는 전자파와 비슷하나 레이저처럼 특정 방향으로 뻗어나가는 아주 짧은 파장이다"라고 설명했습니다.

우리나라에서는 수맥파가 인체에 미치는 영향에 대한 연구가 전무하다시피 하지만 외국에서는 벌써 수십 년 전부터 수맥파가 인체에 치명적인 영향을 미친다는 연구 논문과 사례가 많이 나오고 있습니다.

미국의 노벨상 수상자 멜빈 갈윈 박사는 쥐의 피부에 발암성 물질인 타일(벤조타렌)을 발라놓았는데 오직 수맥파 위에 있는 쥐들만 피부암이 발생했다고 보고했습니다. 덴마크의 한 의사는 스트레스를 많이 받은 사람이 수맥파 위를 잠자리로 사용하면 반드시 암에 걸린다고 했습니다.

일본 산업의학종합연구소에서는 혈액이 수맥파에 노출되면 암과 종양세포를 공격하여 인체를 방어하는 혈액 속 단백질인 TNF-a의 양이 보통 때보다 75% 줄어든다고 발표했습니다.

의학박사 디이터 아쇼프는 암의 원인으로 수맥파를 과학적 범주에 포함시켜야 한다고 강력하게 주장했습니다. 말부르크 의사회장 람보오 박사는 모든 암 환자의 잠자리는 수맥파 위에 있었다는 결론을 얻었습니다. 독일의 제니 박사는 쥐 2만 4,000마리의 움직임을 조사한 결과 수맥파의 영향을 받은 쥐들은 사망률이 훨씬 높다는 결과를 얻었습니다.

오스트리아의 바처 박사는 악성종양 및 암 환자 500명의 잠자리를 조사한 결과 이들이 전부 수맥파가 교차하는 장소를 잠자리로 사용하고 있음을 확인했습니다. 르하브르 지역에서 7년간 1만 회에 걸쳐 수맥을 측정한 코우디 씨는 암 환자들의 침대는 하나같이 수맥 위에 놓여 있음을 발견했습니다.

독일의 바이오메틱 병원 원장 하거 박사 팀은 22년간 암 환자 5,348명의 잠자리를 조사해보았더니 모두 수맥파 위에서 생활했다고 발표했습니다.

현대의학의 한계를 느끼고 대체보완 요법으로 시선을 돌린 독일의 하거 박사는 대체보완 요법이 다양한 우리나라에도 직접 방문한 적이 있습니다.

제가 10년도 넘게 전국 각지에 세미나를 다니며 암 환자들의 잠자리를 탐사해본 결과 1,000명도 넘는 암 환자의 잠자리가 수맥파 위에 있음을 확인할 수 있었습니다. 현재 수맥파 위에 있지 않으면 그전에 살던 집에 수맥이 흘렀습니다. 결국 100%라는 거지요.

우리나라에서도 50가구가 사는 한 마을에서 암 환자가 16명 발생해 텔레비전 미스터리 프로그램에서 방송한 적이 있습니다. 어김없이 강력한 수맥이 있었습니다.

15가구가 사는 아파트 한 직선 라인에서 암 환자가 5명이나 발생한 경우도 있는데 역시 수맥이 교차하는 곳으로 확인되었습니다. 수맥은 아파트 1층에만 피해를 주는 것이 아니라 성층권까지 그 영향이 미치기 때문입니다.

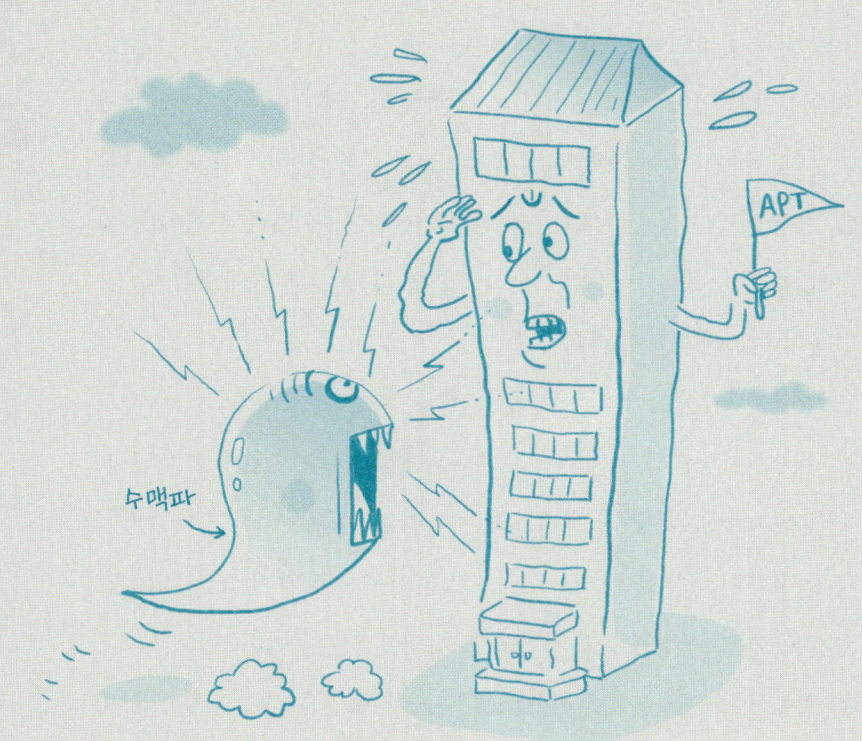

| 수맥파는 암 발명에 치명적인 영향을 준다. |

어떤 가정은 네 식구 가운데 한 사람은 간암으로 돌아가고 세 사람은 당뇨병을 앓고 있었는데 수맥파가 얼마나 강한지 손바닥이 들어갈 정도로 벽과 바닥이 갈라져 있었습니다.

지구상에서 암에 걸리는 비율이 가장 낮은 종족이 집시(일정한 곳에 정착하여 살지 않고 유목민처럼 여기저기 떠돌아다니며 사는 유럽의 한 종족)입니다. 생활환경이나 거주문화, 식생활, 의생활 등이 다른 종족에 비해 월등히 열악한 집시들이 최고 문화생활을 하는 다른 종족보다 왜 암 발병률이 현저하게 낮을까요?

그 이유는 간단합니다. 집시들은 한곳에 정착하지 않고 여기저기 떠돌아다니며 생활하기 때문에 수맥파의 영향을 거의 받지 않습니다. 또 한곳에 머무를 때도 집시 지도자는 미리 수맥을 탐지하여 수맥파를 피해 머무르기 때문에 암의 가장 큰 원인인 수맥파의 영향을 거의 받지 않으니까 암 발병률이 그렇게 낮을 수밖에 없는 것입니다.

수맥파를 영어로 표기하면 hamful earth ray, 즉 지구의 해로운 파장입니다. 지구에는 지구만의 특유한 파장이 있고 모든 생명 현상에 양면이 있듯이 유익한 파장도 있고 유해한 파장도 있는데 수맥파는 유해한 파장이라는 겁니다.

우주의 유익한 여러 가지 파장 덕분에 자연계가 건강과 생명을 유지하고 살아가지만 유해한 파장에 노출되었을 때는 반대로 건강과 생명에 해를 입을 수도 있는 것이 수맥파입니다.

증상으로 알 수 있는 수맥파 진단

1. 잠자리에서 금방 잠들지 못하고 한참 뒤척이며 잠들기가 쉽지 않은가?
2. 잠을 자다가 자주 깨고 다시 잠을 이루기 어려운가?
3. 기분 좋은 단잠을 이룬 적이 별로 없는가?
4. 자고 나도 피로가 풀리지 않고 자리에서 일어나기 힘들 정도로 몸이 무거운가?
5. 만성피로로 몸에 늘 피로가 쌓여 있는 느낌인가?
6. 매일 꿈을 자주 꾸는가?
7. 꿈을 꾸어도 내용이 분명하지 않고 뒤죽박죽 산만한 꿈을 자주 꾸는가?
8. 자다가 악몽을 꾸거나 가위눌림을 느낄 때가 있는가?
9. 침대에서 자다가 굴러 떨어진 적이 있는가?
10. 술을 마시고 자고 난 후 술이 잘 깨지 않고 숙취가 오래가는가?
11. 다른 곳에서 잠을 자고 났을 때 잠을 적게 잤는데도 피로가 풀리고 몸이 가벼운 것을 느낀 적이 있는가?
12. 두세 살 된 아이를 잠자리에 재워보면 다른 곳으로 굴러가서 자는가?
13. 최근 3년에서 5년 사이 정력이 감퇴되고 있다는 느낌이 드는가 (노쇠로 인한 현상은 제외)?

14. 가족이 현재 앓고 있는 질병이 지금 잠자리를 사용한 지 3년에서 5년 정도 지나서 나타났는가?

15. 현재 건물에서 먼저 살던 사람 중에 중환자나 만성질환자가 있었는가?

16. 현재 집으로 이사한 후 가정불화가 자주 일어나는 것을 확실히 느끼는가?

17. 전에 이 집에 살던 사람들이 부부싸움을 자주 했거나 이혼했다는 얘기를 들은 적이 있는가?

18. 현재 집에서 유산했거나 전에 살던 사람이 유산했다는 얘기를 들은 적이 있는가?

19. 가축이 습관적으로 유산하거나 새끼를 낳아도 실패한 적이 있는가?

20. 공부하는 자녀들이 정신 집중을 못하고 산만해진 것이 느껴지는가?

21. 학생들이 책상에 오래 앉아 있지 못하고 늘 왔다 갔다 하고 안정이 안 되는 편인가?

22. 현재 집으로 이사하고 난 후 그 전과 비교해 실력이 부쩍 떨어진 학생이 있는가?

23. 최근 3년 사이에 자녀들이 불량한 모습을 보이거나 가출한 적이 있는가?

24. 자녀가 자기 방을 싫어해 밖에 나가 생활하겠다고 방을 얻어 달

라면서 조르는 경우가 있는가?

25. 집 안의 특정한 곳에서 화초가 잘 자라지 않는 것을 느끼는가?
26. 집 안의 벽이나 천장, 방바닥, 마당, 밖의 벽에 금이 간 곳이 있는가?
27. 전자기기나 컴퓨터가 고장이 자주 나는가?
28. 정원의 특정한 곳에서 정원수가 잘 자라지 못하거나 죽는 경우가 있는가?
29. 깊은 밤 집 안에서 이상한 소리가 나는 것을 경험한 적이 있는가(방아 찧는 것 같은 소리, 절구질이나 망치질하는 것 같은 소리, 계단을 오르내리는 발소리 등)?
30. 특별한 이유 없이 현재 집이나 가게, 사무실 등이 싫은 느낌이 든 적이 있는가?

이상 30개 항에서 적어도 5개 항 이상 해당 사항이 있다면 수맥을 의심해볼 수 있고 10개 이상 된다면 물을 것도 없이 수맥파의 영향이 분명하므로 수맥진단을 하여 잠자리와 생활공간을 옮겨야 합니다. 이 중 한 가지만 나타나도 수맥파 영향이 분명할 때가 있습니다.

19
콴텀 에너지 요법

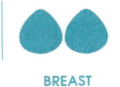
BREAST

콴텀 에너지란

콴텀 에너지 요법(quantum energy)이라는 말은 필자가 암 투병을 하면서 스스로 개발하고 체험하며 체득한 내용을 함축하여 한마디로 만든 단어입니다. 이 때문에 여러분은 처음 들어보는 단어일 것입니다. 이제 그 설명을 간단히 하겠습니다.

우주 만물은 에너지로 존재하며 그 에너지는 진동과 파장으로 나타난다는 것을 앞서 살펴보았고 사람이 병들었다는 것은 이 진동과 파장이 변질된 상태라는 것도 살펴보았습니다. 질병을 치료하고 건강을 회복한다는 것은 변질된 파장을 원상회복한다는 것을 의미합니다. 모든 의료 행위는 이 변질된 주파수를 정상으로 조율하는 행위라고 볼 수 있습니다.

이때 활용하는 방법 가운데 하나가 바로 콴텀 에너지 요법입니다. 아직 생소한 말이지만 사실은 알고 보면 생소한 것도 아닙니다. 지금까지 우리가 시도해온 여러 가지 민간요법, 식이요법, 대체보완 요법, 심리요법, 신앙요법 등이 알고 보면 다 콴텀 에너지 요법 범주에 속합니다.

콴텀은 양자(量子)라는 뜻이고 양자는 더는 나눌 수 없는 에너지의 마지막 최소량의 단위를 의미합니다. 자연과학인 물리학에서 콴텀 에너지는 물질에만 있는 것으로 주장합니다. 그런데 물질뿐만 아니라 사람의 정신과 영에도 에너지가 있는데 이 에너지도 분명 에너지로 존재하기 때문에 콴텀 에너지에 속한다는 이론입니다.

즉 콴텀 에너지는 현대 물리학에서 인정한 물질적 에너지뿐만 아니라 정신적 에너지, 영적 에너지 영역에서 나타나는 에너지를 다 포함합니다.

콴텀 에너지 요법

물질, 정신, 영의 영역에서 신비롭고 불가사의하게 존재하는 물질적 에너지, 정신적 에너지, 영적 에너지를 건강과 치유를 위하여 활용하는 방법이 곧 콴텀 에너지 요법입니다. 현대의학은 모든 물질이 함유한 약성 성분을 건강과 치료에 이용해 그 성분을 주사로 근육이나 혈관에 주입하거나 경구투여 복용하여 그 성분의 효능으로 환자에게 도움을 줍니다. 그러나 콴텀 에너지 요법에서는 물질 성분을 이용하는 것이 아니라 물질이 가지고 있는 고유 에너지와 정신적·영적 에너지를 이용하는 방법입니다.

물질을 이용한 콴텀 에너지 요법에는 반지요법, 자석요법, 광물요법, 향기요법, 온열요법, 냉찜요법, 각탕요법, 족욕요법 등이 있고, 정신적 콴텀 에너지 요법에는 상상요법, 명상요법, 로고테라피, 심리요법, 기쁨과 감사의 생활, 기치료, 염력 치료 등이 있으며, 영적 콴텀 에너지 요법에는 기도의 효능, 꿈의 신비한 능력 활용, 영 능력자의 치료 등이 있습니다.

콴텀 에너지 요법 체험

수맥파의 영향을 받는 사람들은 수맥파 위에서는 잠을 제대로 자지 못하고 산만한 꿈을 많이 꾸며 자고 나도 피로가 풀리지 않아 만성피로에 시달립니다. 이런 증상이 오랫동안 지속되면 우울증이 나타나고 불면증에 시달리기도 합니다. 수맥을 피해 잠자리를 수맥이 없는 곳으로 옮기기 전에는 어떻게 할 방법이 없습니다.

그러나 이런 분들의 침실에 수맥파 영향을 무력화할 수 있는 특정한 에너지를 방사하는 콴텀 에너지 요법을 실시하면 바로 그날 저녁부터 수면의 질이 확연히 달라지는 것을 확인할 수 있습니다. 단순히 콴텀 에너지 요법을 실시한 것뿐인데 이런 효과가 나타납니다.

부정맥으로 고생하는 환자가 왼손 검지에 24K 순금 반지를 끼면 아주 민감한 사람은 다음 날부터 부정맥이 사라지고 정상맥이 되는 경우도 있습니다. 아무 약도 먹지 않고 단순히 검지에 순금 반지만 끼웠을 뿐인데도 그렇습니다. 콴텀 에너지 요법에서만 나타날 수 있는 현상입니다. 금이라는 광물질에서 방사되는 콴텀 에너지가 심장에 어떤 영향을 주어 그런 변화가 나타나는지 메커니즘은 알 수 없지만 현상적으로 확인되는 사례입니다.

헤르페스 2형 감염자가 있었습니다. 성병의 일종으로 에이즈처럼 2세에게 이어지는 질병으로 현재로는 불치의 질환입니다. 주기적으로 성기에 물집이 생겨나고 짓무르기 때문에 그 고통은 이만저만이 아닙니다.

이 환우가 도저히 다른 방법이 없어서 정신적 콴텀 에너지 요법을 실시했습니다. 구체적인 방법은 직접 체험해봐야지 책에서 문자로 서술하여 설명하기에는 한계가 있습니다. 2개월 정도 지나서 그는 음성 판정을 받았습니다. 도저히 다른 방법이 없을 때 시도해볼 수 있는 방법의 하나가 콴텀 에너지 요법입니다.

폐가 굳어지는 희귀한 질병으로 고통받는 환우가 있었습니다. 기침이 심하여 저녁에는 반듯이 누워서 자지도 못하고 선풍기 바람도 쐬지 못하며 지하철도 제대로 탈 수 없을 정도였습니다. 의사는 6개월 정도를 잔여 수명으로 보았습니다. 이 방법, 저 방법 다해보다가 결국 영적 콴텀 에너지 요법을 실시했습니다. 이 환우는 건강을 회복했고 4년이 지난 지금도 건강하게 잘 지내고 있습니다. 그는 70세가 넘었습니다.

콴텀 에너지 요법은 물질적이든 정신적이든 영적이든 반드시 효과가 있습니다. 물론 세상 모든 일이 다 그렇듯 개인차는 있기 마련이기 때문에 사람에 따라 크고 작은 차이는 있지만 효과는 꼭 나타납니다.

콴텀 에너지 요법과 온열요법

사람의 체온은 평균 36.5도이기 때문에 다른 신체 부위의 온도도 약간 개인차는 있지만 거의 비슷합니다. 그런데 신체 각 부위의 체온이 상대적으로 낮으면 그게 바로 건강에 적신호가 켜진 것입니다.

만성질환을 앓고 있거나 건강이 안 좋은 분들은 거의 대부분 여름에도 손발이 차갑습니다. 이런 분들이 온열요법을 사용하는 경우가 많은데 문제는 온열요법 기구가 신체와 접촉하는 부분의 체온만 올라가게 하지 신체 깊숙이 열이 전달되지 않는다는 점입니다.

콴텀 에너지 요법에서 사용하는 온열기구는 신체 깊숙이 열을 전도해 체온을 무려 2~3도 이상 상승시키기 때문에 효과 또한 즉석에서 체험할 수 있습니다. 체온이 1도 올라가면 면역 효과는 무려 5~6배 증가한다는 주장이 있을 정도로 온열효과는 뛰어납니다.

퀀텀 에너지 요법과 기적의 수면 캡슐

퀀텀 에너지 요법을 이용한 기적의 수면 캡슐(miracle sleeping capsule)을 개발·생산하는 제조업체가 있습니다. 이 제품은 수면 캡슐, 이불, 베개 세 가지로 이루어져 있는데 불면증 환자나 아토피 환자가 이 제품을 사용하면 획기적인 효과가 나타납니다. 실제로 아토피 환자는 고열이 나는 질병을 앓고 나면 씻은 듯이 사라지는 사례도 있습니다.

관절염 환자나 기타 통증으로 고생하는 환자들이 온열요법으로 효과를 보는 것은 일반화된 사실입니다. 체온이 올라가면 혈관이 확장되고 혈관이 확장되면 혈액순환이 잘됩니다. 혈액순환이 잘되면 산소와 영양 공급이 잘되고 노폐물 처리가 잘되기 때문에 자연스럽게 통증이 완화되고 치료 효과가 증대되는 것입니다.

퀀텀 에너지 요법과 아토피

아토피 환자들은 하나같이 연하고 부드러운 피부에서 트러블 현상이 나타납니다. 이러한 현상은 무엇을 의미하는 걸까요? 연하고 부드러운 피부는 체온이 높습니다. 체온이 높다는 말은 다른 피부보다 상대적으로 체온을 많이 빼앗긴다는 것입니다. 체온을 많이 빼앗긴다는 말은 결국 열 반응을 의미하고 열 반응은 곧 에너지 반응입니다. 이 때문에 아토피 처치는 어떤 약물 성분보다도 에너지 요법이 더 효과적일 수 있다는 추론이 이론적으로 가능하게 됩니다.

이때 대두되는 것이 콴텀 에너지 요법입니다. 부드럽고 연한 피부에서 방사되는 에너지를 피부 트러블이 나타나지 않는 건강한 피부에서 방사되는 에너지와 파장을 동일하게 조율해준다면 피부 트러블이 나타나지 않을 것이라는 점은 이론적으로 성립 가능해 설득력이 있습니다.

통상적으로 콴텀 에너지 요법은 물질적 단계, 정신적 단계, 영적 단계로 순서가 진전되거나 세 단계가 동시에 병행 실시되기도 합니다. 그러나 아토피 같은 경우 거의 대부분 일차적 콴텀 에너지 요법에서 효과가 나타납니다. 아토피 환자의 또 하나의 공통점은 몸이 냉하다는 것입니다. 그래서 체온 상승요법이 효과가 있습니다.

콴텀 에너지 요법의 특이한 점은 아무런 부작용이나 거부 반응이 없다는 것입니다. 물질 성분을 이용한 것이 아니고 콴텀 에너지를 이용한 요법이기 때문입니다. 지금까지 있었던 여러 가지 아토피 요법 중에서 처음 소개되는 요법이 아닌가 생각합니다. 단순히 캡슐, 이불, 베개를 사용했을 뿐인데 효과가 나타납니다.

콴텀 에너지 요법과 불면증

불면증의 원인은 여러 가지가 있지만 결국 뇌파 문제입니다. 잠잘 시간이 되면 뇌파가 수면파가 되도록 수면촉진 호르몬이 분비되어 잠들어야 하는데 수면파가 되지 않기 때문에 잠을 못 자는 것입니다. 이때 의사 처방에 따라 수면유도제의 도움을 받기도 하지만 그 처방도 효과가 없을 때가 문제입니다.

약물요법으로도 수면 문제가 해결되지 않을 때는 정말 보통 일이 아닙니다. 오죽하면 잠 때문에 자살하는 불상사가 일어나겠습니까? 이때도 콴텀 에너지 요법은 진가를 발휘합니다. 뇌파가 수면파가 될 수 있도록 도와주는 콴텀 에너지를 활용하면 쉽게 해결됩니다. 역시 아무런 부작용이나 거부 반응이 없습니다.

콴텀 에너지 요법과 암 투병

지금까지 다룬 모든 내용은 바이탈 에너지를 강화하기 위한 여러 가지 요법이었고 이 내용을 한마디로 함축하면 그게 바로 물질적 에너지, 정신적 에너지, 영적 에너지를 활용하는 콴텀 에너지 요법입니다. 모든 치료와 기적은 어떤 의미에서는 콴텀 에너지의 결과입니다.

문제는 콴텀 에너지의 실체를 믿느냐 믿지 않느냐는 것입니다. 콴텀 에너지의 실체를 믿는 사람은 그 에너지의 파워를 활용하려고 노력할 것이고 믿지 않는 사람은 다른 사람들이 아무리 강조하고 주장해도 인정하지 않기 때문에 에너지의 파워도 활용하려고 하지 않겠지요.

암세포의 경우 체온이 41도가 되면 사멸한다는 여러 가지 사례를 보면 콴텀 에너지 요법이야말로 암 환우들에게 크게 도움이 될 수 있는 방법 가운데 하나라고 봅니다.

암 환우들에게 치명적인 수맥파에도 콴텀 에너지 캡슐 세트는 효과가 뛰어납니다. 수맥이 있는 자리에 이 캡슐 세트를 사용하면 수맥파의 영향이 감쪽같이 사라집니다. 부뚜막의 소금도 집어넣어야 짜다는 속담이 있습니다. 엄연히 존재하는 에너지도 내가 인정하지 않으면 허사일 수밖에 없습니다.

콴텀 에너지는 우주 가득히 존재하는 실체적 에너지입니다. 이 에너지의 존재 의미는 우리의 건강과 생명에 필수적인 바이탈 에너지를 강화하는 것입니다.

암을 극복하면서 절망과 공포의 기나긴 터널을 빠져나온 궤적을 정리해보았습니다. 이제 와서 돌이켜보면 지난날이 꿈만 같습니다. 환우 여러분에게 얼마나 도움이 될지 모르겠지만 부디 힘내서 건강을 회복해 새 생명을 누리고 새 역사를 창조하는 행운이 함께하기를 진심으로 기원하고 또 기원합니다.

20 결론적 정리

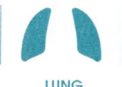
LUNG

마무리

첫째, 전문 탐사자에게 의뢰하여 잠자리와 생활 터전의 수맥을 탐사한 후 수맥이 흐르지 않는 곳으로 잠자리와 생활공간을 옮깁니다. 옮기기 어려울 경우 수맥파를 무력화할 수 있는 믿을 만한 제품을 이용하여 수맥파의 영향력을 약화시킵니다.

둘째, 지금까지 어떤 식생활을 했든 관계없이 식생활을 4청 5정 건강법으로 바꿉니다.

셋째, 마음의 자리를 정심(正心)과 심청(心淸)으로 바꿉니다. 4청 5정 건강법에 따라 장청(腸淸), 혈청(血淸), 심청(心淸), 영청(靈淸)이 이루어지고 정식(正食), 정동(正動), 정소(正所), 정심(正心), 정신(正信)의 삶이 이루어지면 그다음에 할 일이 바로 4청 5정 건강법의 핵심의 하나인 기도입니다.

넷째, 엠엘 법칙에 따라 기도를 드립니다.

엠엘 법칙의 기도법

엠엘 법칙(ML-Law)에 대해서는 앞에서 말씀드렸습니다. 이제 그 구체적인 실천 방법을 말씀드리겠습니다. 암 전문가들의 공통적인 의문점이 있는데 왜 어떤 환자는 의학적으로는 죽었어도 벌써 죽었을 사람인데 살아 있고, 왜 어떤 환자는 한참 더 살 수 있을 것 같은데 금방 죽는가 하는 점입니다.

물론 이것은 여러 가지 복합적인 개인차가 있을 수 있지만 의학적으로는 의문점이 아닐 수 없습니다. 이 점을 연구하는 의사들은 한 가지 특이한 사실을 발견했습니다. 의학적 소견이나 여러 가지 복합적 개인차가 어떠하든 간에 환자들에게서 다음과 같은 공통점이 나타난 겁니다.

"우리 손자가 결혼하기 전에는 나는 절대로 죽을 수 없다."
"우리 아들이 대학을 졸업하기 전에는 나는 결코 죽을 수 없다."

"이 일을 마무리하기 전에는 나는 절대로 죽지 않는다."

"하늘이 무너지는 한이 있어도 나는 이때까지는 살아야 한다."

이것은 환자들의 강력한 신념과 심리상태가 의학적 소견을 초월할 정도로 병에 영향을 준 것입니다. 신념은 이렇게 놀라운 힘을 가지고 있습니다. 그런데 무엇보다도 가장 불가사의한 힘을 발휘하는 신념이 바로 기도입니다. 정도에 입각한 과학적 기도이면 반드시 이루어지게 되어 있습니다.

세 가지 상상력

기도 결과는 "네 믿음대로 돼라"였고 믿음이라는 말은 "사실이라고 상상하는 것이다"라고 했습니다. 곧 기도는 "사실이라고 상상하는 대로 이루어지는 것"입니다. 나 혼자만 상상하지 않고 내가 사실이라고 생각하는 그 상상력에 하나님의 도움을 구하는 것이 바로 기도입니다. 하루 종일 상상하는 그대로 그 사람의 운명은 결정됩니다.

첫 번째 상상은 '암세포를 사랑하라'는 것입니다. 암세포를 사랑하십시오. 암세포와 화해하십시오. 암세포는 본래 정상세포였습니다. 그런데 잘못된 마음가짐, 잘못된 식생활, 잘못된 장소에서 생활함으로써 정상세포가 암세포로 변이되게 했습니다.

모든 책임은 당신에게 있습니다. 당신의 상상력을 동원하여 암세포를 어루만져보고 암세포에게 뽀뽀도 하면서 "내가 어리석고 잘못해서 너를 이렇게 고생시키게 되어 정말 미안하다"라고 말하며 화해를 청하고 사랑하십시오.

귀여운 어린아이 볼을 뽀뽀하고 쓰다듬어주면 어린이가 생글생글 웃고 좋아하는 것처럼 암세포를 사랑하면 암세포가 좋아하면서 정상세포로 회복되는 모습을 상상하십시오. 일본의 곤도 박사가 "암과 싸우지 마라"라고 했던 유명한 말을 기억합니까?

세상의 모든 생명체는 억압하면 억압한 만큼 반항하게 되어 있습니다. 죽이려 하면 죽이려 한 만큼 죽지 않으려고 몸부림하게 되어 있습니다. 암세포는 본래 정상세포였기 때문에 죽이려 하면 그 영향이 정상세포에게도 미치게 되니까 항암치료를 하다보면 부작용이 생겨 머리가 다 빠지지 않습니까?

암세포를 죽이려고 몸부림하기보다는 암세포를 사랑하려고 몸부림하십시오. 원자폭탄의 원리를 알아낸 아인슈타인이 원자탄은 세계를 정복하지 못하고 오직 사랑만이 세상을 정복할 수 있다는 유명한 말을 했는데 이는 사실입니다.

암세포를 죽여서 암을 정복한 예는 아직 없지 않습니까? 그러니까 아직도 암은 불치병이지요. 그러나 암세포를 사랑해보십시오. 반드시 사랑에 대한 반응이 나오게 되어 있습니다. 세상에 처음 들어보는 말이지요? 그러나 사랑해보세요. 놀라운 일이 일어납니다.

프랑스 국립과학연구소 조루즈 므나엠은 프랑스 성인 1만 3,000명을 대상으로 어릴 때 사랑받았는지 조사하고 성인이 된 후 건강 상태를 조사한 결과 어릴 때 사랑을 받으며 자란 사람보다 그렇지 못한 사람의 발병률이 43%나 높은 것을 확인했습니다. 쥐의 평균 수명은 750일 정도인데 늘 쓰다듬어주고 귀여워해주며 사랑받은 쥐들은 평균 수명이 놀랍게도 200일 이상 연장되는 것을 확인했습니다.

실험용 토끼에게 콜레스테롤을 대량 주입하고 동맥경화와 심장발작 상태를 확인한 결과 '깊은 사랑의 보살핌'을 받은 토끼는 내버려둔 토끼보다 50%나 발병률이 낮은 것으로 나타났습니다.

미국 예일 대학 부속 뉴헤이븐 병원 외과의사 버니 시겔은 자신이 수술하고 치료한 암 환자들 중에서 의학적 소견으로는 도저히 설명이 안 될 정도로 기적적으로 회복하는 환자들을 보면서 회의를 느꼈답니다. 그는 그 회의가 얼마나 심했는지 의사를 그만둘까 하는 생각까지 했답니다. 그러다가 예외적 환자들에게서 공통점을 하나 발견했는데 이들은 자신에 대한 사랑이나 자신이 하는 일에 대한 사랑, 가족이나 이웃에 대한 사랑이 남달리 강한 사람들이라는 것이었습니다.

어떤 백혈병 환자는 의사가 1년밖에 못 살 것 같다고 했지만 자기 자녀들을 다 결혼시킬 때까지는 절대로 죽지 않을 것이라고 다짐하면서 자녀 사랑을 불태운 결과 막내를 결혼시킬 때까지 10년 가까운 세월을 살아 있었다고 합니다. 그가 의사인 자신이 도저히 납득할 수 없는 수많은 예외적 환자들을 지켜보면서 내린 결론은 "사랑이 곧 의사이며 기적이다(Love, Medicine & Miracles)"라는 겁니다. 암세포를 사랑해보세요. 기적이 일어납니다.

두 번째 상상은 사랑받은 암세포가 정상세포로 회복되는 모습을 상상하라는 것입니다. 암세포는 정상세포보다 급속도로 성장하며 그 성장을 멈추지 않는 변질된 성질을 가지고 있습니다. 정상세포는 한 번 분열하는 데 2년 반, 즉 30개월이 걸리지만 암세포는 정상세포보다 무려 30배나 빠르게 그야말로 미친 듯이 분열합니다. 1개월에 한 번씩 분열하는 셈이지요. 바늘 끝에 100만 개를 올려놓을 수 있을 정도로 미세한 게 암세포입니다. 이게 기하급수적으로 증식하면 암세포 하나가 31개월이 지나면 무려 10억 개가 넘어버립니다.

사람의 손가락이나 코가 점점 성장하다가 일정한 기준에서 멈추는 것이 정상인데 무한정 성장을 멈추지 않는다고 상상해보십시오. 암세포가 바로 그런 성질을 가지고 있습니다. 당신의 상상력을 동원하여 암세포와 화해하고 암세포를 사랑하면서 그 암세포가 정상세포로 회복되는 모습을 상상해보십시오.

"꽁꽁 얼어붙은 얼음이 따뜻한 햇살을 받아 살살 녹아서 마지막에는 흔적도 없어져버리는 모습으로 암세포가 사라지는 것을 상상해보십시오."

"상처 난 부분에서 상처 딱지가 사라지고 새살이 자라나는 것처럼 암세포가 사라지고 정상세포가 그 자리에서 자라나는 모습을 상

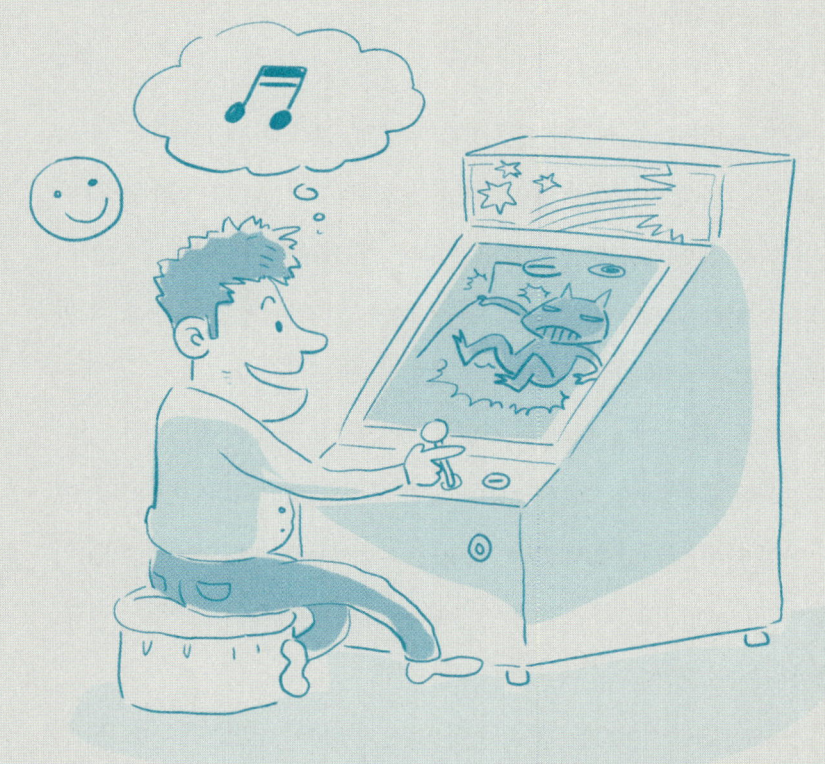

| 상상력은 기적을 불러온다. |

상해보십시오."

게릿 포터라는 12세 된 어린이가 뇌종양 말기에 처했습니다. 증세가 너무 심해서 넘어지면 일어나지도 못할 정도였습니다. 아이는 하루 종일 피시 게임으로 시간을 보냈습니다. 이 모습을 본 엄마가 말했습니다. "아들아, 게임할 때 총을 발사해서 넘어지는 저 적군들이 네 머릿속에 있는 암세포라고 상상하고 게임해보렴."

아이는 정말 엄마 말대로 게임할 때마다 적군을 쓰러뜨리는 것이 아니라 암세포를 사냥하는 상상을 하며 게임을 했습니다. 이 어린이에게 어떤 일이 일어났을까요? 넘어지면 혼자서는 일어나지도 못하던 이 아이에게 3개월도 되기 전에 종양이 사라지는 기적이 일어났습니다. 상상력의 기적입니다.

마틴 브리프먼이라는 척추 종양 말기 환자가 있었습니다. 모든 말기암 환자가 그렇듯이 더는 현대의학에서 할 수 있는 방법이 없었습니다. 너무 힘들고 고통스러워 그 고통을 잠시나마 잊어보려고 상상력을 펼치기 시작했습니다. 하루 종일 무료하게 시간을 보내느니 상상의 세계를 즐긴 겁니다.

소변을 볼 때도 암세포가 녹아서 빠져나가는 것으로 상상하고 대변을 볼 때도 그런 상상을 하고 땀이 날 때도, 샤워를 할 때도 그런 상상을 했습니다. 그에게 놀라운 현상이 나타났습니다. 그렇게 상상을 시작한 지 2개월이 되면서 통증이 사라지고 회복되기 시작했습니다. 상상력에 따른 신체적 변화는 앞에서 많은 사례로 확인한 사실입니다.

세 번째 상상은 당신이 회복되었을 때 가장 하고 싶은 것을 상상하라는 것입니다. 당신이 지금 앓고 있는 이 병에서 회복된다면 꼭 하고 싶은 것이 무엇입니까? 해도 그만 안 해도 그만 그런 일이 아니고 죽기 전에 반드시 하고 싶은 일, 이것을 하지 않으면 도저히 죽을 수 없는 그 일 또는 하나님께서 살려주기만 한다면 앞으로 꼭 이렇게 살겠습니다 하는 그 모습을 그리며 상상하십시오.

그냥 상상만 하는 것이 아니라 그것이 이루어졌을 때 즐거움을 누려보십시오. 막연하고 추상적이 아닌 구체적이고 현실감 있게 누리십시오. 설악산 대청봉을 꼭 한 번 올라가보고 싶다면 주변의 산세, 숲의 향기, 새들의 소리, 피부를 스치는 바람결, 숨 가쁜 호흡, 같이 가는 사람과의 대화, 정상에 올랐을 때의 기쁨 등 최대한 현실감 있게 상상력을 발휘하십시오.

이제 기도를 드리십시오

앞에서 말씀드린 순서를 따르지 않으면 기도가 이루어지지 않습니다. 반드시 순서를 따르십시오. 기도하기 전에 먼저 4청 5정이 이루어져야 합니다. 그리고 기도를 드립니다. 가끔 기도를 드릴 줄 몰라서 못한다는 말을 하는 사람을 봅니다. 물에 빠져서 익사 직전에 허우적대는 사람이 살려달라는 말을 할 줄 몰라서 못하겠다고 한다면 온전한 사람입니까? 기도는 상상력을 동원하여 하나님에게 이렇게 해주십사하는 것입니다. 간단한 기도문을 소개합니다.

하나님 제가 어리석고 잘못해서 정상세포가 암세포로 변질되게 한 것 정말 잘못했습니다. 지난날의 잘못을 뉘우치고 회개하오니 저를 용서해주십시오.

이때 말로만 하지 말고 구체적으로 잘못된 자기 생활을 그려보면서 진심으로 뉘우치고 새로운 삶을 다짐하며 암세포와 화해하는 상상을 하면서 기도를 드리십시오. 아무리 생각해봐도 암에 걸릴 만큼 잘못한 것이 없는데 왜 암에 걸렸을까 하는 경우도 얼마든지 있습니다. 이때 나는 잘 모르지만 암은 전인병(全人病)이니까 내가 기억하지 못하는 암의 원인이 될 만한 무엇이 있었나보다고 생각하십시오.

현재 고생하는 이 암세포는 본래 하나님께서 정상세포로 지으셨으니 어서 정상세포로 회복되게 해주시옵소서.

이때도 말로만 하지 말고 암세포가 정상세포로 회복되는 모습을 강하게 상상하며 기도를 드려야 합니다.

하나님께서 저를 살려주시기만 한다면 저는 앞으로 꼭 이렇게 살면서 여생을 하나님 은혜에 보답하며 살겠습니다.

지금까지 살면서 잘못한 일이 있다면 다시는 그렇게 살지 않고 앞으로는 정말 새사람이 되겠다는 심정으로, 하나님께서 기뻐하실 삶을 살겠다는 다짐으로, 또 그 모습을 상상하면서 기도드리십시오.

예수님 이름으로 기도드립니다. 아멘.

모든 기도는 예수님 이름으로 드려야 합니다. 우리가 누구를 만나러 갈 때도 그냥 가는 것보다 누군가 소개를 받아가거나 명함을 들고 가면 만남이 훨씬 수월합니다. 인간이 하나님 앞에서 기도를 드릴 때 예수님을 통해서만 가능합니다. 예수님께서 하나님과 사람들 사이에서 교량 역할을 하는 분이기 때문입니다.

과학적인 기도는 반드시 이루어집니다

사람들은 흔히 기도를 지극히 비과학적이라고 생각합니다. 그러나 그것은 천만의 말씀입니다. 과학이 무엇입니까? 과학을 영어로 사이언스(science)라고 하는데 이는 라틴어의 'scire-안다'에서 유래한 말입니다. 아는 게 뭡니까? 입증되어야 알 수 있지요? 그래서 과학은 '합리적 방법으로 인정한 지식'이라고 표현합니다. 과학은 입증이 안 되면 인정할 수 없지요. 기도가 인정됩니까? 안 됩니까? 잘 모르시겠습니까? 그러면 당신 스스로 한번 확인해보십시오.

"하나님, 이 다음에 나와 우리 아이, 우리 가족을 모두 꼭 지옥으로 보내주세요."

그렇게 한 번 기도해보세요. 왜 못합니까? 기도가 이루어질까 봐 못하는 것 아닙니까? 그러면 당신 스스로 기도를 인정하면서 과학적이다, 아니다 할 수 있나요? 세상에는 과학으로 입증이 안 되지만 현상적으로 분명히 확인되는 일이 얼마나 많은지 모릅니다. 기도도 그렇습니다. 앞서 말씀드린 순서와 내용대로 기도를 드리십시오.

과학적인 기도 방법

첫째, 잠자리를 바꾸고, 음식을 바꾸고, 마음을 바꾸고 기도드린다.
둘째, 아침에 깨어나서 가장 먼저 하는 기도를 생각하고 가장 먼저 하는 말이 기도의 말이 되어야 한다.
셋째, 하루 종일 가장 많이 하는 생각이 기도 생각이고 가장 많이 중얼거리는 말이 기도의 말이 되어야 한다.
넷째, 저녁에 잠들 때 마지막으로 하는 생각이 기도 생각이고 마지막으로 하는 말이 기도의 말이 되어야 한다.

기도로 하루를 시작해서 기도로 살다가 기도로 하루를 마감하는 생활이라야 진정한 기도 생활이 이루어집니다. 소를 키우며 목장을 운영하는 사람이 냉장고를 하나 사고 싶었습니다. 냉장고를 먼저 구입한 사람에게 냉장고 값이 얼마나 되는지 궁금해서 "냉장고 한 마리에 얼마나 갑니까?"라고 물어봤답니다.

하루 종일 눈떠서 잠들 때까지 소들과 씨름하며 살다보니 냉장고도 소처럼 한 마리, 두 마리로 말하게 된 겁니다. 사람이 어떤 일에 몰입하다 보면 이런 일은 얼마든지 있을 수 있습니다. 우리 기도가 이 정도는 되어야 진정한 기도라고 할 수 있습니다.

결론

맥아더 장군이 6·25전쟁 당시 인천상륙작전을 시도할 때 있었던 일입니다. 낙동강까지 밀고 내려온 적을 어떻게 해야 섬멸할 수 있을지 고심하다가 남북으로 길게 형성된 적의 허리를 차단하여 보급로를 끊어버리면 일시에 전세를 뒤집을 수 있겠는데 그 방법이 묘연했습니다.

생각다 못해 맥아더는 부산에서 서해안으로 진격하여 인천에서 서울로 공격해 들어갈 작전계획을 세우고 참모들에게 바다에서 육지로 공격하여 성공한 전사를 조사해보라고 지시했습니다.

인류 역사상 바다에서 육지로 공격한 전쟁은 500여 회 있었으나 499번은 실패했고 한번만 성공했는데 그것은 제2차 세계대전 당시 아이젠하워 장군이 이끈 연합군이 노르망디 상륙작전에 성공하여 독일로 진격한 일이었습니다.

맥아더는 바다에서 육지로 공격하여 성공한 사례가 499 대 1의 확률이었지만 아이젠하워가 했다면 자기도 할 수 있다는 의지와 용기를 가지고 도전한 결과 인천상륙작전을 성공할 수 있었습니다.

암으로 죽은 사람도 많지만 암을 이겨낸 사람도 얼마든지 많습니다. 다른 사람이 했다면 나도 얼마든지 할 수 있다는 용기와 의지로 암에 도전해보십시오. 할 수 있다는 용기와 의지를 가진 사람은 반은 성공한 것과 같습니다.

바이탈 에너지 건강법은 종합요법(General Therapy)으로 세상의 어떤 치료법보다 확실하며 실패한 적도 없고 아무런 부작용도, 후유증도 없는 요법입니다. 너무 간단해서 오히려 의아할 정도입니다. 그러나 현실로 분명히 입증되고 있습니다. 더구나 놀라운 것은 돈 한 푼 안 든다는 사실입니다. 그래도 못하겠다면 방법이 없지요.

수맥파의 영향이 현장에서 분명하게 확인되고 있고, 생체 에너지를 측정할 수 있으며, 생명력이 즉석에서 증명되는 현실을 확인하고도 믿지 못하고 실행하지 않는다면 그야말로 "미련한 자는 절구에 넣고 공이로 찧어도 그 미련함이 벗겨지지 않는다"라는 말이 실감나게 되겠지요.

죽는 사람은 죽을 짓을 하니까 죽고 사는 사람은 살 짓을 하니까 사는 겁니다. 인과응보라는 말이 있지 않습니까? 지금까지 여러분에게 살 수 있는 길과 살아나게 된 길을 말씀드렸습니다.

죽기 아니면 까무러치기라는 말처럼 4개월만 참고 해보면 자신이 생길 겁니다. 피 속의 적혈구는 한 번 태어나면 그 수명이 120일입니다. 자연 생채식을 시작하면서 태어난 적혈구는 120일이 지나면 수명이 끝나고 새로 태어납니다. 그러니까 4개월이면 적혈구가 완전히 한 번 새롭게 변화되는 기간이지요.

암세포는 정상세포보다 신선한 혈액을 많이 소모하기 때문에 암을 앓는 환우들은 혈액을 공급받아야 할 때가 있습니다. 신선한 혈액을 결정하는 적혈구가 완전히 새로워지는 4개월 동안만 바이탈 에너지 건강 비법을 따르다보면 스스로 정리될 것입니다. 이제 모든 것은 여러분에게 달렸습니다. 한번 해보십시오. 반드시 사는 길이 열립니다. 앞에서 소개한 모든 내용을 한마디로 요약해서 정리해드립니다.

1. 암 환자에게 공통점인 수맥파를 피한다. 탁혈을 청혈로 돌아오게 한다. 저하된 바이탈 에너지를 강화한다. 체질 건강식으로 섭생한다.
2. 마음을 바꾼다.
3. 상실된 영성을 회복한다.
4. 기도를 드린다.
5. 영 능력자에게 기도를 받는다.

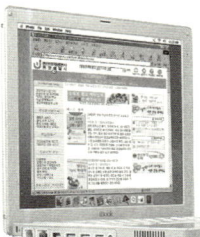

중앙생활사
중앙경제평론사

Joongang Life Publishing Co./Joongang Economy Publishing Co.

중앙생활사는 건강한 생활, 행복한 삶을 일군다는 신념 아래 설립된 건강·실용서 전문 출판사로서 치열한 생존경쟁에 심신이 지친 현대인에게 건강과 생활의 지혜를 주는 책을 발간하고 있습니다.

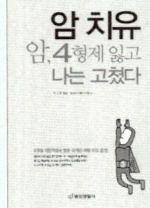

암 치유 : 암, 4형제 잃고 나는 고쳤다

초판 1쇄 인쇄 | 2011년 1월 25일
초판 1쇄 발행 | 2011년 1월 28일

지은이 | 박성운(Seongun Park)
감수자 | 김태식(Taesik Kim)
펴낸이 | 최점옥(Jeomog Choi)
펴낸곳 | 중앙생활사(Joongang Life Publishing Co.)

대   표 | 김용주
책 임 편 집 | 이상희
본문디자인 | 이여비

출력 | 국제피알   종이 | 타라유통   인쇄·제본 | 삼덕정판사

잘못된 책은 바꾸어 드립니다.
가격은 표지 뒷면에 있습니다.

ISBN 978-89-6141-072-4(14510)
ISBN 978-89-89634-50-8(세트)

등록 | 1999년 1월 16일 제2-2730호
주소 | ㉾ 100-789 서울시 중구 왕십리길 160(신당5동 171) 도로교통공단 신관 4층
전화 | (02)2253-4463(代)   팩스 | (02)2253-7988
홈페이지 | www.japub.co.kr   이메일 | japub@naver.com | japub21@empal.com
♣ 중앙생활사는 중앙경제평론사·중앙에듀북스와 자매회사입니다.

Copyright ⓒ 2011 by 박성운
이 책은 중앙생활사가 저작권자와의 계약에 따라 발행한 것이므로 본사의 서면 허락 없이는 어떠한 형태나 수단으로도 이 책의 내용을 이용하지 못합니다.

▶ 홈페이지에서 구입하시면 많은 혜택이 있습니다.

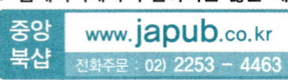

※ 이 도서의 국립중앙도서관 출판시도서목록(CIP)은 e-CIP 홈페이지(www.nl.go.kr/cip.php)에서
   이용하실 수 있습니다.(CIP제어번호: CIP2011000004)